肩关节疑难病例探索与对策

Explore and Strategy of Shoulder Complex Diseases

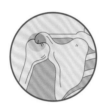 

主　　编　刘玉杰　黄长明　薛　静

副 主 编　张　磊　齐　玮　李海鹏

编　　者　（以姓氏笔画为序）

王明新　王俊良　曲　峰　伍　骥

刘玉杰　齐　玮　李春宝　李海鹏

张　磊　张星火　周　预　周敬滨

郑　超　黄长明　黄迅悟　章亚东

傅仰攀　薛　静

北京大学医学出版社

JIANGUANJIE YINAN BINGLI TANSUO YU DUICE

图书在版编目（CIP）数据

肩关节疑难病例探索与对策/刘玉杰，黄长明，薛
静主编.—北京：北京大学医学出版社，2023.7
ISBN 978-7-5659-2936-6

Ⅰ.①肩…　Ⅱ.①刘…②黄…③薛…　Ⅲ.①肩关节
–关节疾病–疑难病–病案　Ⅳ.①R684

中国国家版本馆CIP数据核字（2023）第121324号

肩关节疑难病例探索与对策

主　　编：刘玉杰　黄长明　薛　静
出版发行：北京大学医学出版社
地　　址：（100191）北京市海淀区学院路 38 号　北京大学医学部院内
电　　话：发行部 010-82802230；图书邮购 010-82802495
网　　址：http://www.pumpress.com.cn
E - m a i l：booksale@bjmu.edu.cn
印　　刷：北京金康利印刷有限公司
经　　销：新华书店
责任编辑：崔玲和　　责任校对：靳新强　　责任印制：李　啸
开　　本：787 mm×1092 mm　1/16　　印张：10.75　　字数：270 千字
版　　次：2023 年 7 月第 1 版　2023 年 7 月第 1 次印刷
书　　号：ISBN 978-7-5659-2936-6
定　　价：98.00 元

前言

运动医学事业蓬勃发展，新技术、新方法可圈可点，采用关节镜微创技术治疗骨关节损伤与疾病，得到了越来越多的广大民众的认可和好评。但是，在临床上我们也经常遇到一些肩关节疾病病例，尽管采用了关节镜微创手术治疗，还是发生了一些不尽如人意的缺憾和不良事件，直接影响了术后疗效，甚至有的引发医疗纠纷，应该引起高度关注。

几年前我萌生了一个想法，能否将一些肩关节诊疗中失误和疑难病例的相关临床资料进行收集和整理，撰写成书，作为同道们在临床诊疗中的参考，以进一步提高中青年医生对肩关节疾病的关注，避免误入歧途，落入漏诊、误诊和误治的陷阱。这一提议得到了许多专家和青年学者的支持和响应。大家将近几年在临床工作中遇到的相关资料加以收集和整理，进行了数次讨论和研究后进入了书稿的编写阶段。虽然是零星的、为数不多的个案病例资料，但是可为临床诊疗提供一些有益的借鉴和尝试。

老子曰："有道无术，术尚可求也，有术无道，止于术"。庄子曰："以道驭术，术必成。离道之术，术必衰"。临床医生不要急功近利，要脚踏实地做事，才能打好临床基本功。多年来，一些青年医生上学读书的时间比从事临床工作的时间长，由于有的青年医生进入专科后，对一些边缘学科的知识交流不太关注，临床知识和基础知识相对匮乏。因此，对青年医生加强边缘学科和基础知识教育非常有必要。

医者仁心，大医精诚。我们不但要有全心全意为患者服务的思想，还要有精益求精的医术。要遵循可查可不查的一定要检查，可做可不做的手术不要随意去做。不是你想要做什么手术，而是根据患者的病情需求去制定治疗方案。医生要知道手术怎么去做，更要知道哪些手术不该做。

细节决定成败。在诊疗过程中我们一定要细心询问，认真细致地分析病情，透过现象看本质，不要被现象所蒙蔽。允许犯错误，但不允许犯低级错误、重复性错误和原则性错误。

本书的各位编者秉持严谨的科学态度、忘我的工作精神，除完成日常工作之外，还要挑灯夜战，奋笔疾书，进行书稿的加工整理和撰写。我发自内心地向他们表示感谢。在此我还要衷心感谢每一位编者的家人和亲朋好友所给予其在事业上的理解、工作上的支持、生活上无微不至的体贴与关怀。

　　由于水平有限，本书中难免有错误和不足之处，敬请广大读者朋友提出宝贵意见。期盼本书早日出版，以飨广大读者。

刘玉杰

2023 年 3 月 11 日

目录

第一章

颈源性疾病误诊为肩关节疾病

本章导读

颈痛和肩痛是比较常见的两种症状，有时引起两者的疾病难以鉴别诊断。特别是颈脊髓疾病诱发肩关节的症状，例如 Keegan 病容易误诊为肩袖损伤；脊髓空洞症肩导致的夏科（Charcot）关节诱发肩关节骨质破坏，肩关节不稳和肩关节抬举功能障碍；颈部损伤导致臂丛神经损伤，可发生肩关节周围肌肉萎缩、肩关节抬举无力等问题。以上情况如不进行正确的鉴别诊断，临床上极易发生漏治、误诊或误治。医生不能头痛医头，脚痛医脚。本章选择脊髓空洞症诱发肩关节不稳、Keegan 病误诊为肩袖损伤、颈部损伤诱发臂丛神经损伤与肩关节疾病等问题进行深入探讨。

第一节 脊髓空洞症诱发肩关节不稳

一、病情诊疗概述

某患者，男性，39岁，不明原因左肩关节反复脱位10余年，每次脱位可自行复位。10天前患者左肩关节再次发生脱位，自行牵拉复位未能成功，遂来院就诊。体格检查：左肩关节外展、前屈、背伸、内旋、外旋均受限。左肘关节、腕关节、指关节活动自如，肌肉力量正常，左上肢温度觉、痛觉减退。左肩关节呈方肩，伴空虚感（图1-1-1）。左肱二头肌较对侧隆起，"大力水手征"（+）（图1-1-2），杜加斯征（+）（图1-1-3），Sulcus征（+）（图1-1-4）。影像学检查：X线片显示左肩关节脱位，外侧可见钙化斑（图1-1-

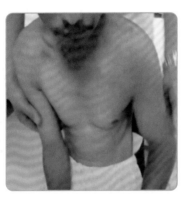

图1-1-1 左肩关节呈方肩，伴空虚感

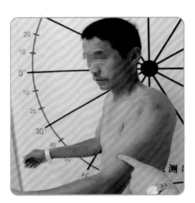

图1-1-2 左上臂"大力水手征"（+）

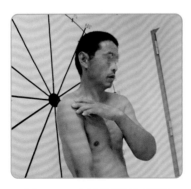

图1-1-3 左肩关节杜加斯征（搭肩试验）（+）

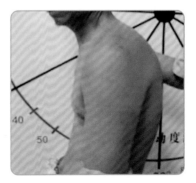

图1-1-4 Sulcus征（+）

5），计算机断层扫描（computed tomography，CT）显示左肱骨头向前下方脱位，关节盂前下缘嵌入肱骨头骨缺损处（图 1-1-6）。磁共振成像（magnetic resonance imaging，MRI）显示左肩关节肩袖信号紊乱，关节腔大量高信号，肱二头肌长头腱于结节间沟处信号缺失，肩盂嵌入肱骨头（图 1-1-7）。

按照左肩关节脱位、希尔 - 萨克斯（Hill-Sachs）损伤的诊断，在非麻醉下试行手法复位，X 线检查显示复位成功。复位过程中患者无疼痛感、无痛苦表情。复位后肩肘吊带制动，次日患者自觉左肩关节再次发生肩关节脱位。

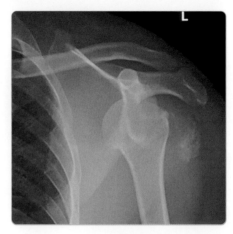

图 1-1-5 X 线片显示左肩关节脱位伴软组织钙化

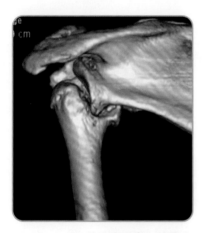

图 1-1-6 CT 显示肩盂嵌入肱骨头

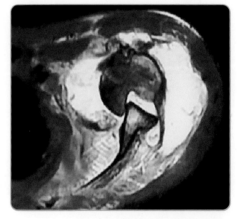

图 1-1-7 MRI 显示肩关节腔高信号，肩盂嵌入肱骨头三角形骨缺损内

颈椎 MRI 显示 C2~T2 水平脊髓可见中央管位置长条状异常信号影，T1WI 呈低信号，T2WI 呈高信号。肌电图检查示双侧指总伸肌、第一骨间肌、拇短展肌神经源性受损。

关节镜探查发现肩关节腔内滑膜组织充血、增生、水肿（图 1-1-8），冈上肌腱、冈下肌腱撕裂，关节腔与肩峰下滑囊相通（图 1-1-9）；肱二头肌长头腱断裂缺如（图 1-1-10）；关节盂及肱骨头和肩盂软骨下骨大面积裸露。肩盂嵌入肱骨头三角形沟槽状缺损区，呈锁定型咬合（图 1-1-11）。关节镜清理后，进行肱骨头复位。

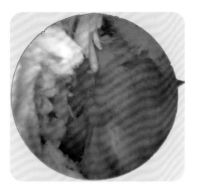

图 1-1-8　肩关节腔内滑膜组织充血、增生、水肿

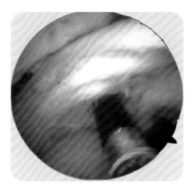

图 1-1-9　冈上肌腱大面积缺损

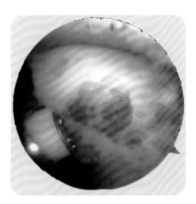

图 1-1-10　肱二头肌长头腱断裂缺如

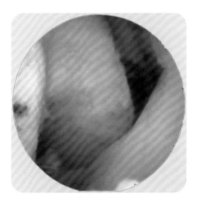

图 1-1-11　肱骨头沟槽状缺损与肩盂前下缘咬合

二、脊髓空洞症与肩关节损伤的诊疗误区

肩关节不稳、不可修复性巨大肩袖损伤，根据常规体格检查和影像学检查比较容易诊断。但是，对来源于颈椎疾病造成的肩关节不稳，多数经验不足的医生很少将颈段脊髓和颈丛神经病变与肩关节疾病联系在一起思考，仅围绕肩关节来寻求病因，是发生漏诊、漏治、误诊、误治的主要原因。当体格检查发现患肢的感觉和运动分离时，就应该怀疑颈椎脊髓疾病，要想到采用 MRI 检查来进行鉴别诊断。本病例颈椎 MRI 显示颈段脊髓中央导水管扩张（图 1-1-12）。脊髓的中央管纵贯脊髓全程，脑脊液循环梗阻可导致脊髓空洞形成[1]，星形胶质细胞增

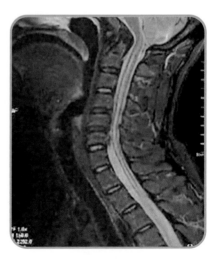

图 1-1-12　颈椎 MRI 矢状位 T2 加权像提示脊髓空洞

多是其主要病理表现[2]。MRI 检查表现为脊髓节段性长 T1 长 T2 信号囊性病变[3]，对脊髓空洞症具有重要的诊断价值。

脊髓空洞症是一种慢性进行性脊髓内中央导水管管状囊性扩张的脊髓疾病，囊腔由内向外进行性扩大，压迫并损伤脊髓组织，导致感觉、运动分离和神经营养障碍[4]，痛觉、温度觉减退，而触觉、深感觉正常。夏科关节由法国学者 Jean-Marie Charcot 于 1868年提出，是由感觉神经异常及神经营养失调引起的骨关节破坏性疾病[1, 2]，脊髓空洞症是夏科关节的主要病因之一，病变多见于颈段脊髓，夏科关节属于神经营养性障碍，表现为关节肿胀及活动受限[2]。由于关节缺乏保护性反应，关节软骨磨损、破坏严重，特别是长期从事重体力劳动者损伤更为严重。对无明显诱因出现肩关节反复脱位的患者，体格检查中应常规检查温度觉、痛觉和触觉，必要时进行颈椎影像学检查，早发现、早治疗可以有效地改善预后。

夏科关节早期 X 线检查显示软组织肿胀，骨端致密。晚期关节骨质有不同程度的骨质吸收、破坏、骨赘或新骨形成、关节内游离体，发生病理性骨折以及关节脱位与畸形，关节周围结构破坏。虽然肩关节影像学和关节镜下病理改变十分严重，但是患者疼痛症状和肌力障碍并不明显，由于痛觉保护减退，肩关节发生反复脱位致骨软骨损伤，肱骨头与肩盂反复发生撞击，造成肱骨头严重骨缺损。

早期肩关节脱位后可以自行复位，后期由于肩盂嵌入肱骨头，发生咬合性绞锁，难以复位。对于夏科关节，主要是积极治疗颈椎脊髓空洞原发病，阻止其进展[5]。对于晚期患者，初次手术不宜过度治疗，以维持功能为主。有人对肩关节夏科关节采用人工肩关节置换术治疗，其长期疗效有待观察。

参考文献

[1] KUMAR D R，ASLINIA F，YALE S H，et al. Jean-Martin Charcot：the father of neurology [J]. Clin Med Res，2011，9（1）：46-49.

[2] SANDERS L J. Jean-Martin Charcot（1825-1893）. The man behind the joint disease [J]. J Am Podiatr Med Assoc，2002，92（7）：375-380.

[3] WANG X，LI Y，GAO J，et al. Charcot arthropathy of the shoulder joint as a presenting feature of basilar impression with syringomyelia [J]. Medicine（Baltimore），2018，97（28）：e11391.

[4] 郑冠，夏虹. 脊髓空洞症的发病机制及手术治疗研究进展 [J]. 中国脊柱脊髓杂志，2015，25（4）：374-378.

[5] ZHOU Y，ZHU L，LIN Y X，et al. Charcot elbow joint as the initial symptom in Chiari malformation with syringomyelia [J]. Chin Med J（Engl），2015，128（24）：3381-3382.

（刘玉杰　薛　静）

第二节　Keegan 病误诊为肩袖损伤

一、病情诊疗概述

患者女性，47 岁，入院前 1 周晨起后突感右肩关节外展及抬举无力（图 1-2-1），抬肩梳头困难，同时伴有局部酸胀、轻度疼痛，症状逐渐加重，来院治疗。发病以来，患者其他肢体关节无症状。否认外伤史。

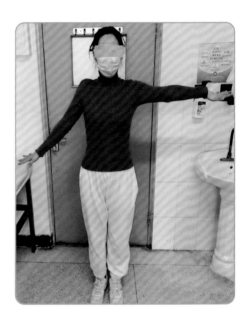

图 1-2-1　**右肩关节外展及抬举无力**

体格检查：右三角肌无明显萎缩，肌力 2 级；肱二头肌无萎缩，肌力 3 级；肱三头肌、肩胛下肌、胸大肌、菱形肌、大圆肌、小圆肌、背阔肌、前臂肌群、手内在肌肌力均为 5 级；患侧深感觉、浅感觉、痛觉无障碍；抱抬试验（+）、熊抱试验（+）、燕尾征（+）、抬离试验（-）、耸肩试验（-）；肩关节被动活动无受限；肱二头肌反射减弱，双侧霍夫曼征（-），长束体征（-）；脑神经及其余肢体神经系统检查无异常。

影像学检查：矢状位颈椎 X 线片显示颈椎生理性前凸消失；颈椎 MRI 矢状位 T2 加权像显示 $C_{4 \sim 6}$ 硬膜囊轻度受压（图 1-2-2），脑脊液流通部分中断，轴位 T2 加权像显示 $C_{4 \sim 5}$ 节段椎间盘向右侧突出，C_5 右腹侧运动神经根明显受压（图 1-2-3）。

根据患者的临床症状、体格检查与影像学发现，确诊为 Keegan 病，制订了保守治疗计划：佩戴颈托控制颈部活动，神经营养、脱水、激素等药物治疗，康复理疗，严格随诊观察病情变化。治疗 1 周后复查，患者肩关节外展、抬举功能逐渐恢复，继续巩固上述治疗，1 个月后肩关节外展和抬举功能恢复正常（图 1-2-4）。

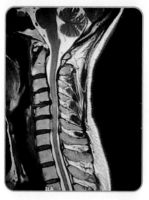

图 1-2-2 颈椎 MRI 矢状位 T2 加权像显示 C₄₋₆ 硬膜囊轻度受压

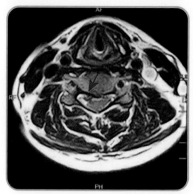
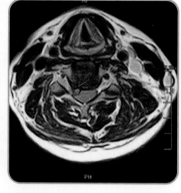

图 1-2-3 颈椎 MRI 轴位 T2 加权像显示 $C_{4\sim5}$ 椎间盘向右侧突出，C_5 右腹侧运动神经根明显受压

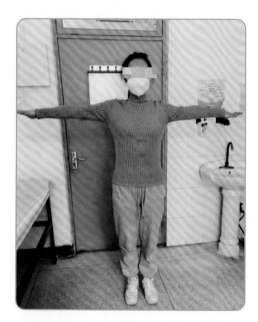

图 1-2-4 保守治疗后 1 个月右肩关节外展和抬举功能恢复正常

二、Keegan 病为什么会发生孤立的肩关节功能障碍？

Keegan 病是一种少见疾病，容易发生误诊、误治[1]。该病主要表现为三角肌与肱二头肌无力，肩关节主动外展及抬举功能障碍，不伴有感觉异常和脊髓受损的症状及体征。本病多无明显的外伤史、起病急、进展快。影像学表现为典型的选择性颈腹侧运动神经根受压或脊髓前角受压[1]。电生理检查表现为三角肌、肱二头肌神经源性损害。

由于 $C_{5\sim6}$ 节段选择性腹侧运动神经根或选择性脊髓前角受损，极易导致神经所支配的患侧肩关节外展功能障碍[1]。然而，在临床中，当中老年患者因肩关节外展及抬举功能障碍于运动医学科就诊时，医生容易根据 MRI 显示存在的肩袖损伤异常信号而误诊为肩袖损伤，甚至贸然手术治疗。

笔者在临床中曾遇到多例患者，因为肩关节外展功能障碍，首诊时对患者进行了专业的体格检查、相关的影像学检查。经细致的鉴别诊断，确诊为 Keegan 病。患者获得早期、正确的治疗而痊愈。

Keegan 病的鉴别诊断比较困难。肩袖损伤主要累及冈上肌，而 Keegan 病主要影响三角肌和肱二头肌，其中肱二头肌萎缩、无力是鉴别肩袖损伤的关键[2]。当中老年人患有 Keegan 病时，大多数也伴有肩袖退变性损伤等影像学改变，误诊为肩袖损伤的概率高达 40%[2]，甚至有的按肩关节疾病治疗，进行了错误的外科手术。

诊断与鉴别诊断应由脊柱外科、神经内科、运动医学等多学科专家联合会诊，必要时进行电生理检查。临床医生不仅应具有专科技能，更重要的是应具备良好的脊柱临床知识、影像学等多学科经验，方能避免误诊或漏治。Keegan 病电生理检查表现为三角肌、肱二头肌呈运动电位、多相性和巨大电位，甚至失神经电位等神经损害表现，但检查的具体参数各家的报道并不完全一致[3]。

当颈部腹侧运动神经根或对应节段选择性脊髓前角受损时，就会出现相应节段的运动功能障碍，即分离性上肢运动障碍。根据部位不同，分为 3 个亚型：近端型（经典的 Keegan 病）、远端型和混合型。如果 C_4 腹侧运动神经根受损，亦可出现膈神经功能异常。各种类型的基本病理机制是颈神经的腹侧运动神经根在硬膜内尚未进入硬膜鞘通道或选择性脊髓前角运动神经元受压，而背侧的感觉后根和脊髓前柱、后柱等部位尚无改变，故四肢其他部位无异常表现[1]。

美国学者对 $C_3 \sim T_1$ 共 128 条神经根的显微解剖研究发现：C_5 神经根与脊髓的成角小、行程短、易受邻近椎动脉的压迫；加之齿状韧带限制，导致神经根张力大，移动空间小，血供薄弱；肥大的钩椎关节可导致前支运动神经根受压，尤其是 C_5 运动神经根[4]。颈前凸减少、颈椎管发育狭小、多节段退变，齿状韧带限制了神经根的退让空间，使 C_5 腹侧运动神经根"脆弱区"或脊髓前角受压，导致运动功能障碍而无感觉障碍和脊髓受损[1]。当脊髓前角选择性压迫受损时，可出现 MRI T2 加权像的"蛇眼征"（"snake eye"-like appearance，SEA）。CT 脊髓造影可发现脊髓灰质前角典型的"煎鸡蛋征"（fried eggs）[2, 4]，表明脊髓前角的灰质内发生了病理改变。也有学者发现运动轴突钾离子通道传导功能低下，运动神经轴索易损性增加，可能也是该病易受损伤的机制。

Keegan 病患者的预后呈自限性[2, 5]。笔者在临床中发现，单纯运动神经根受压的 Keegan 病患者经及时的保守治疗后会自愈，早期完全恢复功能。因此，不要急于贸然手术，经 4 ~ 6 周或更长时间积极、正确的保守治疗，多数患者能够逐渐恢复，如果无好转迹象，必要时可以实施颈椎手术。

总之，Keegan 病临床主要表现为肩关节主动外展运动障碍，感觉和肢体无异常。影像学显示 C_5 或 C_6 前运动神经根或脊髓前角有压迫改变。对于有肩关节症状的患者，请勿将 Keegan 病误认为肩袖损伤而行手术治疗。

三、诊疗要点

Keegan 病是一种少见疾病，预后呈自限性，主要由于 $C_{5\sim6}$ 节段选择性腹侧运动神经根或脊髓前角运动神经元受损，导致神经所支配的肩关节外展和抬举功能障碍。当 Keegan 病患者首次就诊，影像学检查有肩袖异常信号时，容易误诊、误治为肩袖损伤，甚至进行肩关节手术治疗。肩袖损伤主要累及冈上肌，而 Keegan 病主要影响三角肌和肱二头肌，其中肱二头肌萎缩、无力是鉴别肩袖损伤的关键，必要时进行电生理和 MRI 检查。临床医生应有脊柱外科、神经内科、运动医学等多学科的知识，方能正确诊断，避免误诊，必要时须多学科联合会诊，进行诊断与鉴别诊断。

参考文献

[1] KEEGAN J J. The cause of dissociated motor loss extremity with cervical spondylosis: a cause report [J]. J Neurosurg, 1965, 23（5）: 528-536.

[2] IWATA E, SHIGEMATSU H, INOUE K, et al. Biceps-related physical findings are useful to prevent misdiagnosis of cervical spondylotic amyotrophy as a rotator cuff tear [J]. Asia Spine J, 2018, 12(1): 69-73.

[3] LUO W Q, LI Y Y, XU Q L, et al. Cervical spondylotic amyotrophy: a systematic review [J] Eur Spine J, 2019, 28: 2293-2301.

[4] ALLEYNE C H, CAWLEY C M, BARROW D L, et al. Microsurgical anatomy of the dorsal cervical nerve roots and the cervical dorsal root ganglion/ventral root complexes [J]. Surg Neurol, 1998, 50（3）: 213-811.

[5] SHINOMIYA K, KOMORI H, MATSUOKA N, et al. Neuroradiologic and electrophysiologic assessment of cervical spondylotic amyotrophy [J]. Spine, 1994, 19（1）: 21-25.

（伍 骥 郑 超 薛 静）

第三节 臂丛神经损伤误诊为肩袖损伤

一、病情诊疗概述

患者男性，19 岁，士兵。在进行军事训练中左肩关节受到牵拉伤，发生左肩关节前脱位（图 1-3-1）。手法复位后 3 个月，开始擒拿格斗训练，发现左肩关节下方麻木不适、疼痛，抬肩无力，症状逐渐加重。行肩关节 MRI 检查，显示左肩关节冈上肌与肱骨大结节附着处信号异常（图 1-3-2），以肩袖损伤收入院，准备手术治疗。

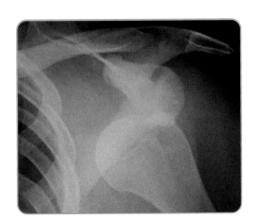

图 1-3-1　**左肩关节前脱位**

入院后经过反复询问病史，除肩关节曾脱位外，患者 1 周前擒拿格斗训练时头颈部被对方夹在腋窝下锁喉控制（图 1-3-3）。之后左肩关节出现疼痛无力，肩部皮肤麻木不适，肩关节周围肌肉逐渐萎缩，抬肩活动时颤抖无力。

体格检查：左侧三角肌、胸大肌萎缩（图 1-3-4），冈上肌、冈下肌、肱二头肌、肱三头肌均明显萎缩（图 1-3-5）。肩关节外展、抬肩无力，肌肉震颤。前臂屈腕肌、伸腕肌和手内在肌无明显异常。肩峰下三角肌区皮肤感觉减退（图 1-3-6），前臂手掌和手背皮肤感觉正常。颈部蒂内尔（Tinel）征（+），MRI 检查提示左侧臂丛神经根袖信号显示不清（图 1-3-7）。肌电图提示左侧上臂丛神经损伤。

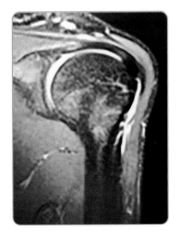

图 1-3-2　**左肩关节 MRI 显示冈上肌腱附着处异常低信号**

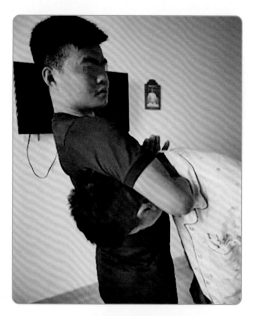 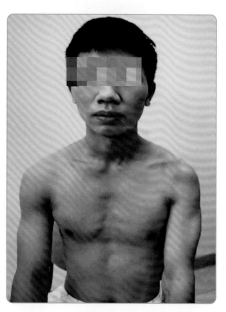

图 1-3-3　擒拿训练颈部挤压被锁喉　　　图 1-3-4　左侧三角肌、胸大肌萎缩

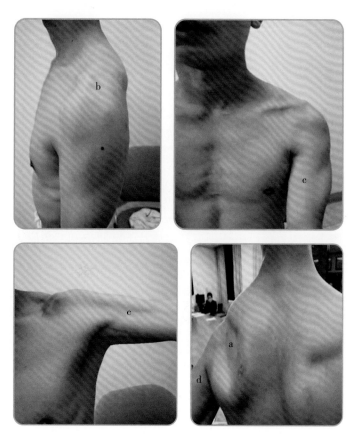

图 1-3-5　冈下肌（a）、冈上肌（b）、肱二头肌（c）、肱三头肌（d）萎缩

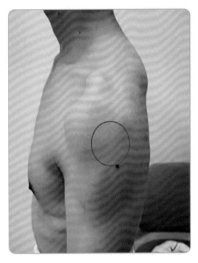

图 1-3-6　肩关节皮肤感觉减退区

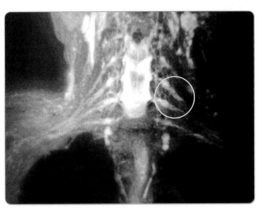

图 1-3-7　颈椎 MRI 显示左侧臂丛神经根袖信号显影不明显

经临床检查诊断为上臂丛神经损伤，采用针灸、康复、理疗和神经营养药物治疗，疼痛症状逐渐减轻，3 个月后肩部感觉正常，冈上肌、冈下肌、三角肌和肱二头肌萎缩逐渐改善，肌力逐渐恢复为 4 级。

二、臂丛神经损伤与肩袖损伤诊疗误区

摔跤、拳击、散打等运动常发生颈椎或环椎、枢椎骨折脱位。因擒拿格斗发生肩关节骨折脱位的概率较高。但是，因颈肩部牵拉或分离伤造成臂丛神经损伤往往容易被忽略。下臂丛神经损伤多数由于单侧上肢悬吊牵拉造成，表现为伸拇、伸指、伸腕功能和手的抓握功能障碍以及手内在肌萎缩，夹纸试验阳性。上臂丛神经损伤见于颈肩分离伤，患者在擒拿格斗训练中头颈部被对方的腋窝夹住，挣扎过程中颈肩部发生牵拉分离损伤，致上臂丛神经损伤。临床表现以患侧颈肩部疼痛及上臂肌肉和三角肌萎缩为主。虽然肩关节 MRI 显示冈上肌肱骨大结节附着处低信号改变，但是没有肩袖撕裂的信号，不要因为显而易见的影像学改变而忽视深层次的病理改变。

（刘玉杰　李春宝）

本章小结

　　肩关节疼痛不一定都是肩关节疾病引起的。临床医生要提高对颈椎病变诱发肩关节症状的认识，不能只从肩关节寻求病因，不要将颈椎、脊髓和臂丛神经损伤与肩关节疾病混淆。

　　夏科关节是由于脊髓感觉神经元病变，引起肩关节失神经支配导致的肩关节骨软骨破坏，对于表现为感觉运动分离现象的患者，要高度怀疑颈段脊髓空洞症。颈椎 MRI 检查对诊断具有重要价值。脊髓空洞症诱发的夏科关节选择手术治疗应慎重。

　　Keegan 病是由于颈椎运动神经根受压，表现为肩关节运动功能障碍，以冈上肌、三角肌无力为主，肢体感觉无异常，容易误诊为肩袖损伤。MRI 显示颈椎前运动神经根或脊髓前角受压。Keegan 病为自限性疾病，经正确的保守治疗，多数能够治愈，不要贸然进行手术。

　　临床医生不能只看片子不查患者，要详细询问患者受伤的姿势、伤后的症状，分析受伤机制和伤后诊疗过程。仔细地进行视、触、叩、量和特殊检查，注意肢体感觉、运动、肌力、关节活动度，不要被影像学表现所迷惑。要透过现象看本质，扩展思路，去伪存真，进行诊断与鉴别诊断。

　　临床医生应熟悉神经、肌肉解剖，颈肩部受伤要特别注意脊髓与臂丛神经的检查。外科医生要严格把关，不要随意扩大手术适应证，要关注保守治疗和术后康复情况。

第二章

肩袖手术并发症

本章导读

　　巨大肩袖损伤采用关节镜手术修补重建的热点与难点：肩袖损伤采用缝合锚钉固定为什么失效？为什么锚钉会脱出？为什么锚钉会造成肩关节软骨损伤？可吸收锚钉为什么发生碎裂？在进行肩袖损伤修复重建时，是否考虑到上述问题？如何避免和解决锚钉固定带来的一系列问题，应该引起高度关注。

　　本章结合病例，着重探讨肩袖损伤术前如何进行全面评估，选择手术适应证，防止肩袖损伤修复术后再撕裂，边边缝合技术，肱二头肌长头腱转位技术及不可修复巨大肩袖损伤的治疗对策。

第一节 肩袖损伤锚钉固定并发症与对策

一、病情诊疗概述

患者男性，69 岁。右肩关节疼痛伴活动受限 2 年余，按肩周炎进行推拿、按摩、理疗和封闭治疗后疼痛症状有所缓解。半年前搬重物（20 kg）后右肩关节疼痛加重，抬举、旋转活动受限，影响工作、生活与睡眠。于当地医院行肩关节 X 线检查，显示右肩关节肱骨大结节骨赘增生伴骨质疏松，肩峰呈钩形（图 2-1-1）。MRI 显示右肩袖撕裂伴滑膜炎（图 2-1-2）。

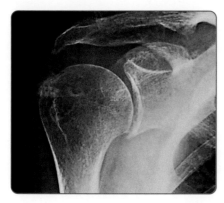 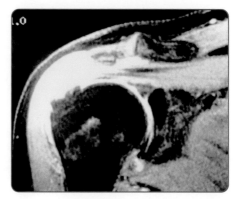

图 2-1-1　右肩关节正位 X 线片图像　　图 2-1-2　右肩关节 MRI T2 压脂冠状位图像

体格检查：右肩关节三角肌、冈上肌和冈下肌萎缩，肩关节外展、内收活动受限（图 2-1-3），最大外展 30°（图 2-1-4），前屈、后伸 45°—0°—15°。肩峰下压痛，肩峰撞击诱发试验（Neer 征）（+），肩关节撞击试验（+）。

完善术前检查后，在全身麻醉下行右肩关节镜探查清理和肩袖损伤修复术。术中发现肩袖撕裂、肱骨大结节骨赘增生（图 2-1-5）。关节镜下磨削增生的骨赘（图 2-1-6），显示肱骨大结节严重骨质疏松（图 2-1-7）。选用 2 枚直径 4.5 mm 的金属锚钉植入肱骨大结节（图 2-1-8），缝合撕裂的肩袖组织，探查肩袖缝合良好。术后拍摄肩关节 X 线片显示锚钉位于肱骨大结节骨质疏松囊性变部位（图 2-1-9）。术后 1 个月门诊复查 X 线片，发现 1 枚锚钉从肱骨大结节脱出（图 2-1-10）。关节镜下探查发现锚钉位于肩峰下间隙（图 2-1-11），

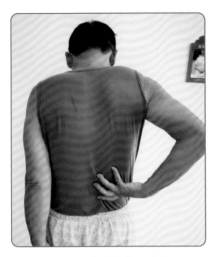

图 2-1-3　右肩关节活动受限

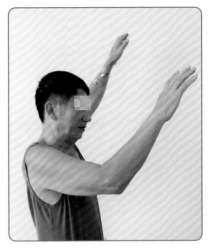

图 2-1-4　右肩关节外展、抬举活动受限

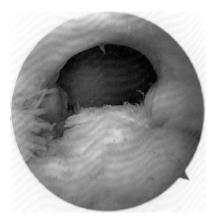

图 2-1-5　关节镜探查显示肩袖撕裂，
肱骨大结节骨赘增生

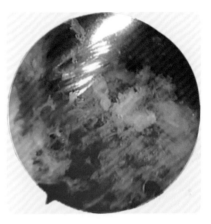

图 2-1-6　关节镜下磨削肱骨大结节增
生的骨赘，骨皮质下严重骨质疏松

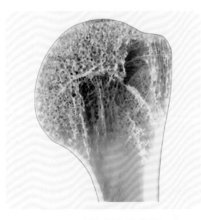

图 2-1-7　肱骨头骨质疏松标本

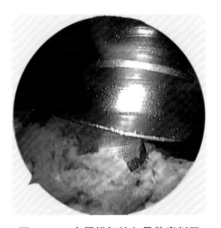

图 2-1-8　金属锚钉植入骨赘磨削区

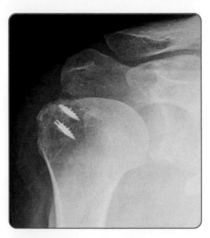

图 2-1-9　术后 X 线检查显示锚钉植入
肱骨大结节骨质疏松囊性变部位

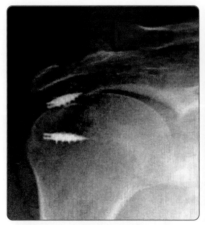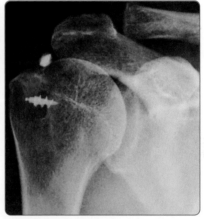

图 2-1-10　术后 1 个月 X 线检查显示金属锚钉从肱骨头骨质疏松区脱出

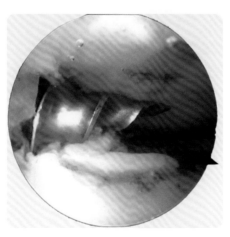

图 2-1-11　关节镜探查发现脱出的金属
锚钉位于肩峰下间隙

取出脱出的锚钉，选择骨质较好的部位再次植入锚钉，缝合修复肩袖。术后使用肩关节支具保护，按康复程序进行功能康复训练。

二、肱骨大结节囊性变和骨质疏松是锚钉脱出的重要原因

肩袖损伤以老年人发病率较高，早期多采用保守治疗。由于年龄大、病程长、肩关节活动受限，继发肩关节粘连、肌肉失用性萎缩和骨质疏松。术前进行 X 线检查（图 2-1-12）、CT 检查（图 2-1-13）以明确诊断。如 X 线检查发现肱骨大结节囊性变，应高度怀疑肩袖损伤。MRI 对肩袖损伤及囊性变具有重要的诊断价值（图 2-1-14）。肱骨大结节囊性变伴肩关节功能障碍、肌肉萎缩者，肩袖撕裂的可能性大。肩袖止点骨囊性变是肩袖修复术后愈合率不高和失败率较高的因素之一。

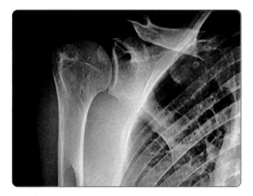

图 2-1-12　X 线检查显示肱骨大结节低密度影

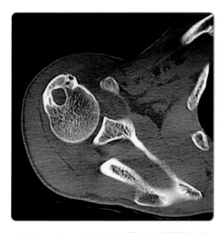

图 2-1-13　CT 提示肱骨大结节囊性变

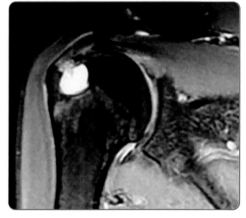

图 2-1-14　MRI 显示肱骨大结节冈上肌腱附着处囊性变伴肩袖撕裂

近几年，肩袖修复手术技术已经得到了广泛的普及，在选择治疗方案时，一定要特别注意肱骨大结节骨赘（图 2-1-15）和骨质疏松的处理，磨削骨赘一定要注意保留足够的骨皮质（图 2-1-16），千万不要过度磨削皮质骨，矫枉过正，因为松质骨的抗脱出力低于皮质骨，容易发生锚钉脱出。文献报道，锚钉脱出后可游离迁移到肺、锁骨下和脊柱旁[1]。因此，一旦发现锚钉脱出，要及时采取措施早期手术，以免锚钉迁移、游走到重要组织和器官。

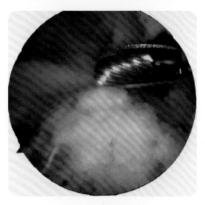 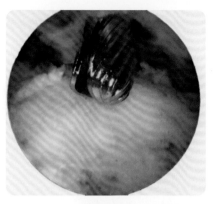

图 2-1-15　肱骨大结节骨赘　　　　图 2-1-16　磨削肱骨大结节骨赘，
　　　　　　　　　　　　　　　　　　　　　　　　保留皮质骨

　　肱骨头骨囊性变与肩袖撕裂的关系尚不明确。1934 年，Codman 提出肩袖撕裂与肱骨头囊性变相关，尤其是肱骨大结节囊肿[2]。肩袖损伤合并骨囊肿的发生率占肩袖损伤的 1/2 ～ 4/5。肱骨大结节骨囊肿可能与年龄或肩袖撕裂、退变有关。术后肱骨大结节囊肿可能与肩袖损伤缝合锚钉的反应有关。2007 年，Fritz 等[3] 回顾性研究了肩关节镜或开放手术 238 例，患者平均年龄 43 岁，其中肩袖正常者占 50.8%，肌腱炎者占 5.5%，肩袖撕裂者占 43.7%。肱骨大结节骨囊肿发生率为 66%。肱骨大结节后侧囊肿占 56.7%、前侧囊肿占 22.7%。前侧囊肿与肩袖疾病密切相关，前侧囊肿在肩袖关节侧部分撕裂（48%）比囊侧撕裂（13%）多见。

　　当肱骨大结节囊肿直径＞ 5 mm 时，建议植骨治疗，常用自体骨、异体骨、人工骨等。2005 年，Burkhart 等[4] 报道了一组肩袖损伤合并肱骨大结节囊肿病例，在关节镜下使用同种异体骨打压植骨，获得坚固的骨床，使用单排锚钉固定，临床效果满意。2007 年，Kim 等[5] 报道了关节镜下骨囊肿刮除植骨（自体骨及异体骨）及肩袖止点双排重建。2012 年，Levy 等[6] 使用整块同种异体骨及双排锚钉固定。骨移植具有良好的骨诱导和骨传导作用。肱骨大结节巨大囊肿伴肩袖撕裂，要彻底刮除囊内组织，植骨密闭囊肿区，牢固地固定、重建肩袖，效果可靠。锚钉植入点一定要避开骨质疏松区和囊性变的部位。如果误入囊性变的腔隙，单纯靠采用多枚锚钉填塞在囊性变区（图 2-1-17），草草收场是不可取的。必要时在 X 线透视下选择骨质较好的部位重新植入锚钉或采用双排固定方法（图 2-1-18）。

三、锚钉植入需关注的问题

　　锚钉植入前，一定要注意锚钉与钉道的直径相匹配，如果钉道过细、过浅，将造成

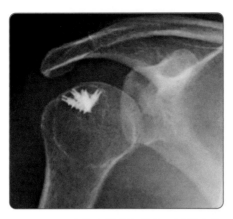

图 2-1-17　多枚金属锚钉填塞于肱骨大结
　　　　　节囊性变疏松区

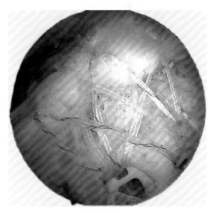

图 2-1-18　双排固定技术重建肩袖，
　　　　　外排锚钉植入正常肱骨大结节处

锚钉植入困难，钉尾外露在皮质骨外（图 2-1-19），发生与肩峰的撞击和磨损。结节间沟锚钉植入要特别注意锚钉植入的角度，应先采用开孔器预制骨道再拧入锚钉，否则会发生锚钉滑入肱骨头软骨下面造成固定失效（图 2-1-20）。

对于肩关节骨质疏松者，于肱骨大结节拧入金属锚钉时要掌握植入的深度，如锚钉植入过深，会穿透肱骨头软骨，造成肩关节肩盂软骨磨损（图 2-1-21），并发严重的骨关节炎。

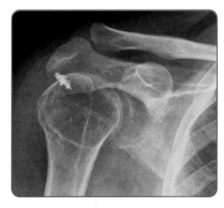

图 2-1-19　锚钉尾端过长，外露在骨质
　　　　　外面，造成与肩峰的撞击

如果采用缝合桥固定技术，要调整内排与外排锚钉之间的距离和角度，调整缝线的张力（图 2-1-22），以免缝线过紧，发生肱骨大结节切割骨折。外排锚钉倾斜角度过大，会干扰内排钉的稳定性。外排锚钉植入时，应注意

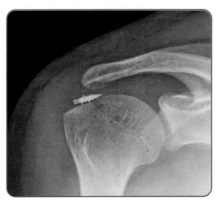

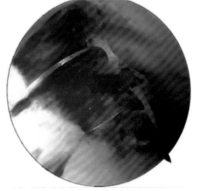

图 2-1-20　锚钉植入角度和位置不正确，锚钉植入肱骨头软骨下面

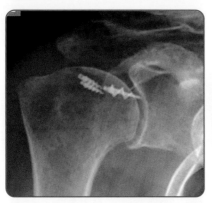
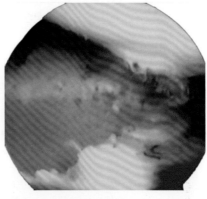

图 2-1-21　金属锚钉穿透肱骨头，致肩盂软骨损伤

先用与锚钉直径相匹配的扩孔器扩孔，否则植入锚钉时会出现锚钉破碎（图 2-1-23）或断裂（图 2-1-24）。同时外排锚钉距离要合适，不可靠得过近，否则易发生锚钉间骨质骨折（图 2-1-25）或肱骨大结节骨折（图 2-1-26）。

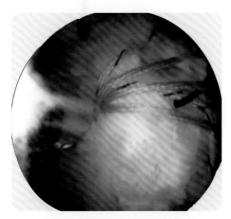
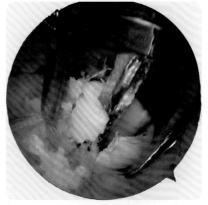

图 2-1-22　双排锚钉缝合桥固定技术，
注意缝线张力，防止切割骨折

图 2-1-23　外排锚钉破碎

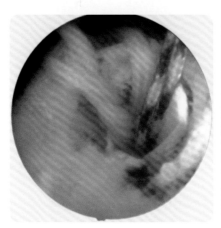
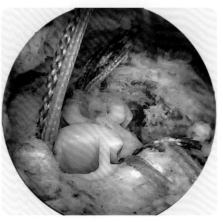

图 2-1-24　外排锚钉断裂

图 2-1-25　外排锚钉间骨质骨折

肩袖损伤伴有严重的骨质疏松症时，锚钉容易脱出。因此，笔者设计的同种异体生物骨锚钉（图 2-1-27）用于肩袖损伤修复重建（图 2-1-28），具有抗切割和抗脱出的作用，取得了良好的疗效（图 2-1-29）。

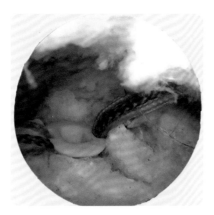

图 2-1-26　外排锚钉植入后肱骨大结节骨折

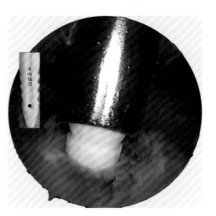

图 2-1-27　同种异体生物骨锚钉击入肱骨大结节

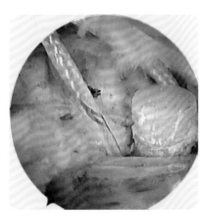

图 2-1-28　同种异体生物骨锚钉固定修复肩袖损伤

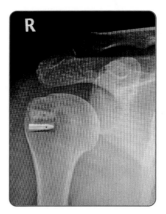

图 2-1-29　X 线检查显示肩袖损伤术后肱骨大结节骨锚钉

参考文献

[1] LYONS F A, ROCKWOOD C A. Migration of pin used in operations on the shoulder [J]. J Bone Joint Surg, 1990, 72A: 1262-1267.

[2] CODMAN E A. The shoulder: rupture of the supraspinatus tendon and other lesions in or about the subacromial bursa [M]. Malabar: Krieger Pub Co, 1934.

[3] FRITZ L B, OUELLETTE H A, O'HANLEY T A, et al.Cystic changes at supraspinatus and infraspinatus tendon insertion sites: association with age and rotator cuff disorders in 238 patients [J]. Radiology, 2007, 244 (1): 239-348.

[4] BURKHART S S, KLEIN J R. Arthroscopic repair of rotator cuff tears associated with large bone cysts of the proximal humerus: compaction bone grafting technique [J]. Arthroscopy, 2005, 21（7）: 900-901.

[5] KIM K C, RHEE K J, SHIN H D, et al. Arthroscopic fixation for displaced greater tuberosity fracture using the suture-bridge technique [J]. Arthroscopy, 2008, 24（1）: 120.

[6] LEVY D M, MOEN T C, AHMAD C S. Bone grafting of humeral head cystic defects during rotator cuff repair [J]. Am J Orthop（Belle Mead NJ）, 2012, 41（2）: 92-94.

（刘玉杰　黄长明）

第二节　巨大肩袖损伤被忽略的问题与对策

一、病情诊疗概述

患者男性，68 岁，右肩关节疼痛伴外展、抬举活动受限 5 年余，影响夜间睡眠和正常生活。体格检查：冈上肌、冈下肌和三角肌明显萎缩。肩关节主动前屈上举 70°（图 2-2-1），外展外旋 20°，被动前屈上举 180°（图 2-2-2），体侧外旋 50°。Neer 征（+），Jobe 试验（+）（图 2-2-3），Lag 征（+），Belly-press 试验（+）（图 2-2-4），Liff-off 试验（+）（图 2-2-5），霍金斯（Hawkins）征（+）（图 2-2-6），Speed 试验（−），O'Brien 试验（−）。影像学检查：X 线检查显示肱骨大结节和肩峰骨质增生，盂肱关节间隙变窄（图 2-2-7），CT 显示肱骨头向上移位（图 2-2-8）。右肩关节 MRI 冠状位 PD 脂肪抑制序列显示肩袖巨大撕裂（图 2-2-9），斜矢状位 T1 加权像冈上肌脂肪化（图 2-2-10）。

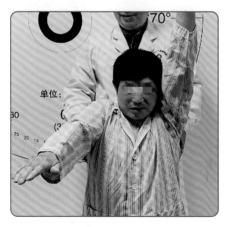

图 2-2-1　右肩关节主动前屈上举 70°

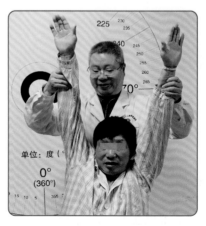

图 2-2-2　右肩关节被动前屈上举 180°

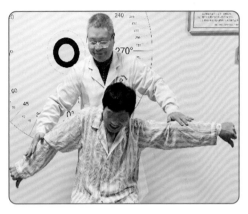

图 2-2-3　右肩 Jobe 试验（＋）

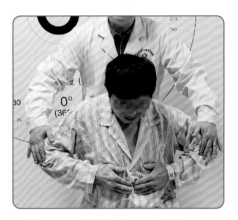

图 2-2-4　右肩 Belly-press 试验（＋）

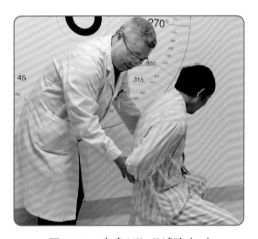

图 2-2-5　右肩 Liff-off 试验（＋）

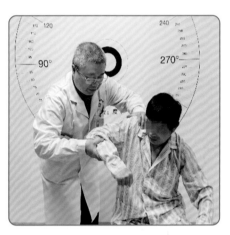

图 2-2-6　右肩 Hawkins 征（＋）

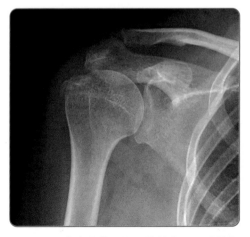

图 2-2-7　右肩关节正位 X 线检查显示肱骨大
结节骨质增生，盂肱关节间隙变窄

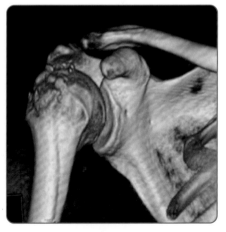

图 2-2-8　右肩关节 CT 三维重建检查
显示肱骨头向上移位

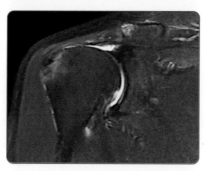

图 2-2-9　右肩关节 MRI 冠状位 PD 脂肪抑制序列显示肩袖巨大撕裂

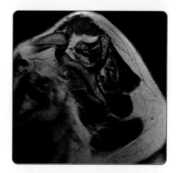

图 2-2-10　右肩关节 MRI 斜矢状位 T1 加权像显示 II 级脂肪浸润，即冈上肌肌肉多于脂肪

　　全身麻醉下行关节镜探查，发现右肩袖巨大撕裂（图 2-2-11），冈上肌腱断端回缩至肩盂边缘（图 2-2-12）。肱骨大结节和肩峰骨赘增生，磨削骨赘行肩峰成形术。松解挛缩的肩袖组织，选用直径 4.5 mm 可吸收锚钉在肱骨大结节肩袖足印区进行双排固定，由于肩袖组织质量较差，经松解，勉强闭合撕裂的肩袖（图 2-2-13）。术后肩关节使用吊带制动，进行常规功能康复训练。术后半年，右肩关节仍然疼痛，主动活动受限，MRI 检查发现肩袖再度撕裂（图 2-2-14）。

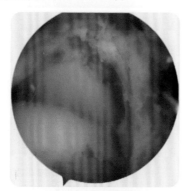

图 2-2-11　右肩袖巨大撕裂

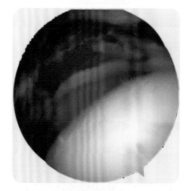

图 2-2-12　冈上肌腱断端回缩至肩盂边缘

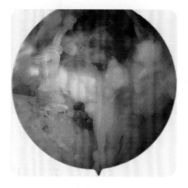

图 2-2-13　缝合肩袖，闭合撕裂

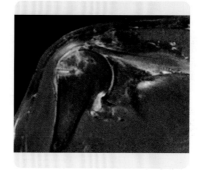

图 2-2-14　术后右肩关节 MRI 冠状位 PD 脂肪抑制序列显示肩袖再度撕裂

二、术前全面评估患者的情况是重要的措施

术前评估患者的全身情况，包括年龄、职业、症状、体征、基础疾病、肩袖损伤程度，进行影像学检查，必要时行肌电图检查，有助于判断有无假性麻痹和腋神经损伤，对选择手术适应证至关重要。

1. 影像学评估肩峰的形态和肱骨大结节骨质的质量　Bigliani 等[1] 将肩峰分为三型：Ⅰ型，平型肩峰。Ⅱ型，弧型肩峰。Ⅲ型，钩状肩峰。术前 X 线检查可以明确是否有肩袖关节病，常用 Hamada[2] 分型将肩峰分为五型：Ⅰ型，肩峰与肱骨头间距 > 6 mm。Ⅱ型，肩峰与肱骨头间距 ≤ 5 mm。Ⅲ型，肩峰与肱骨头间距 ≤ 5 mm，同时肩峰下呈杵臼样改变。Ⅳ型，分为 A、B 两个亚型，肩峰与肱骨头间距 ≤ 5 mm，A 型为盂肱关节炎，盂肱关节间隙狭窄，无杵臼样变和髋臼化；B 型为盂肱关节炎，盂肱关节间隙狭窄伴杵臼样变和髋臼化。Ⅴ型，盂肱关节间隙狭窄合并杵臼样变，同时肱骨头塌陷。

2. 评估肩袖的质量有助于肩袖手术方案的决策　肩袖的质量关系到术后的疗效。北美学者认为肩袖损伤 > 5 cm，欧洲学者认为有 2 条以上肌腱完全损伤为巨大肩袖损伤。Patte[3] 根据 MRI 斜冠状位的肩袖损伤回缩程度将肩袖损伤分为三度：Ⅰ度，肩袖轻度回缩；Ⅱ度，肩袖回缩至肱骨头水平；Ⅲ度，肩袖回缩至肩盂水平（图 2-2-15）。肩袖肌力 3 级以下、肱骨头上移、肌腱回缩至肩盂水平、肌肉严重萎缩为不可修复的巨大损伤。

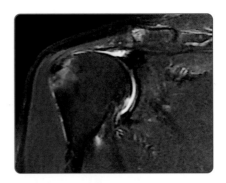

图 2-2-15　右肩袖 Ⅲ 度损伤 MRI 冠状位 PD 脂肪抑制序列显示肩袖回缩至肩盂水平

肩关节 MRI 检查选择斜冠状位、斜矢状位、轴位加 T1 斜矢状位，用于评估肩袖肌肉脂肪浸润、肌肉萎缩（图 2-2-16）、肩袖损伤大小、回缩程度和肱骨头上移等改变。Goutallier 等[4] 将脂肪浸润分为五级。0 级：正常肌肉无脂肪浸润。Ⅰ级：肌肉内少量脂肪。Ⅱ级：肌肉多于脂肪。Ⅲ级：肌肉与脂肪相等。Ⅳ级：脂肪多于肌肉。Warner 等[5] 将肌肉萎缩分为四度：正常、轻度、中度、重度。Thomazeau 等[6, 7] 通过 MRI 斜矢状位将冈上肌萎缩分为三度。Ⅰ度：肌肉截面积 ≥ 60%。Ⅱ度，40% ≤ 肌肉截面积 < 60%。Ⅲ度，肌肉截面积 < 40%。

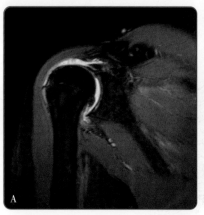
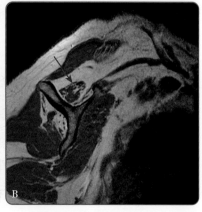

图 2-2-16　右肩关节 MRI 图像

A. 斜冠状位显示右肩巨大肩袖损伤；B. T1 斜矢状位显示肩袖冈上肌萎缩，脂肪浸润（红色箭头所示）

三、巨大肩袖损伤修复术后再撕裂的原因

　　文献报道，巨大肩袖损伤修复术后再撕裂的发生率可高达 40%。老年患者巨大肩袖损伤的病程可长达数年，肩关节长期不能正常活动，发生粘连、骨质疏松、肌肉萎缩和肩袖肌肉严重脂肪化。因此，选择合适的手术适应证非常重要，特别是肩袖损伤后挛缩伴脂肪化（图 2-2-17），尽管术中进行了肩袖松解，勉强缝合（图 2-2-18），但肩袖组织脆弱，抗拉强度降低，术后早期不正确的制动方式与功能训练不规范，术后肢体难以承受抗拉强度，都是导致术后再撕裂的原因。

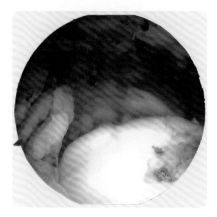
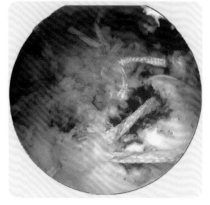

图 2-2-17　右肩袖巨大损伤　　　　图 2-2-18　肩袖松解止点内移后缝合

四、巨大肩袖损伤边对边缝合

　　关节镜下评估肩袖残留肌腱的质量，选择适合的缝合修复方法，有利于肩袖损伤

的修复。部分修复肌腱的目的是重建盂肱关节的稳定支点与力偶，改善肩关节功能。

Burkhart 等[8]认为如果采用肩袖边缘缝合技术部分修复肩袖，肩关节的生物力学平衡可以得到恢复。在巨大肩袖撕裂张力大的情况下，勉强缝合后应力主要集中在缝合缘和锚钉上，将会发生锚钉脱出或肩袖再撕裂。肩袖的张力过大，容易导致手术早期失败[9]。植入锚钉的部位和数量应根据肩袖损伤的严重程度和肩袖的张力酌情安排。如果肩袖损伤后挛缩张力过大，可以先进行肩袖适当的松解，然后进行边对边缝合，将 U 形肩袖撕裂创面（图2-2-19）通过边对边缝合变成 V 形（图 2-2-20），最后由 V 形变为 T 形。清理肱骨大结节内缘关节软骨（图2-2-21），植入缝合锚钉（图 2-2-22），缝合肩袖，固定在肱骨大结节处（图 2-2-23）。为了便于腱骨愈合，

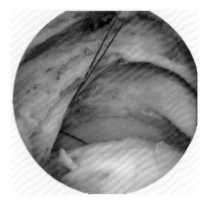

图 2-2-19　巨大肩袖撕裂呈 U 形

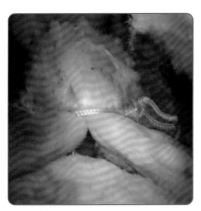

图 2-2-20　将 U 形肩袖经边对边
缝合变成 V 形

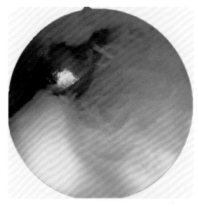

图 2-2-21　去除肱骨大结节内缘关
节软骨，作为锚钉植入点

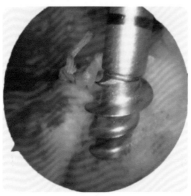

图 2-2-22　将肩袖缝合固定在肱骨
大结节处

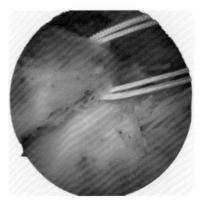

图 2-2-23　肩袖边缘在肱骨大结节
内缘缝合固定

结节软骨下骨可进行微骨折处理。巨大肩袖损伤通过边对边缝合，锚钉内移至肱骨大结节内缘，将肩袖完整缝合修复（图 2-2-24）。

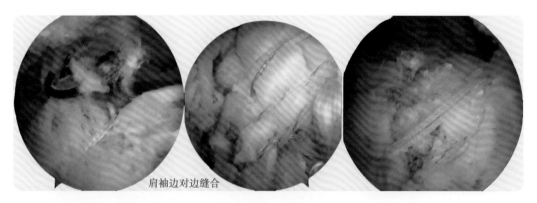

肩袖边对边缝合

图 2-2-24　巨大肩袖边对边缝合，锚钉在肱骨大结节处固定

基于解剖学与生物力学的研究发现，为最大限度地提高锚钉的把持力度，锚钉植入的方向应与缝线垂直。因此，锚钉植入方向与肩袖方向所呈角度应 < 45°，锚钉植入点位于肱骨大结节后内侧近软骨缘的骨质密度高，可获得较大的把持力度。前外侧骨质密度较低，在此处植入锚钉有发生锚钉松动的可能。

五、肱二头肌腱转位加强固定（Chinese Way）

目前，不少学者认为在肩袖损伤的患者中肱二头肌长头腱可能是引起肩袖损伤疼痛的原因。巨大肩袖损伤修复术中，对于肱二头肌长头腱是切断还是再利用，仍有争议。2005年 Walch 等[10]对 307 例肩袖损伤患者行肱二头肌长头腱切断术，术后肩关节疼痛明显改善。

有的学者直接将肱二头肌长头腱固定在结节间沟，有的学者将肱二头肌长头腱向后外转位后固定。不少学者采用肱二头肌长头腱切断后转位，长头腱远端和近端分别采用锚钉固定。这样不致过多增加肱二头肌长头腱的张力，可减少疼痛和伸肘受限，或避免因张力增加致锚钉脱出。采用不切断肱二头肌腱移位固定，避免了切断肌腱后两个断端固定增加耗材的数量，更重要的是防止了缝线结扎或界面钉固定肌腱断端切割、坏死或肌腱滑脱而导致固定失败。

国内外学者在处理肩袖巨大损伤的同时，将肱二头肌腱转位固定，取得了良好的疗效。法国学者 Boutsiadis 等[11]在修复肩袖的同时，利用我国学者陈世益教授开展的肱二头肌长头腱切断移位固定技术，加强修复肩袖，取得了良好效果，并将此手术方法称为"Chinese Way"。笔者采取术中不切断肱二头肌长头腱，用缝线将长头腱向后外侧牵引下转位（图 2-2-25），再于肱骨大结节外侧新的位置进行锚钉固定（图 2-2-26）。此方法的优点是发挥了肱二头肌腱转位后力偶改变、下压肱骨头的作用，加强了肩袖的抗拉强度。由于肩关节镜滑膜清理，解除了结节间沟对肱二头肌腱的磨损，术后疼痛解除。肱二头肌长头腱转位修复巨大肩袖撕裂，可部分重建上关节囊和封闭巨大肩袖撕裂的缺损，减少术后再撕裂率。

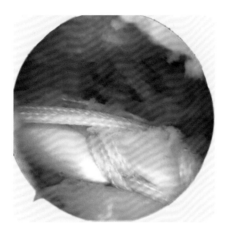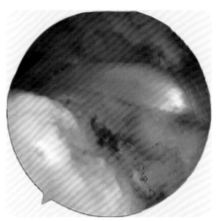

图 2-2-25　缝线牵引肱二头肌腱　　　　图 2-2-26　肱二头肌腱转位至肱骨
　　　　　　松解转位　　　　　　　　　　　　　　　大结节外侧

六、不可修复巨大肩袖损伤的对策

巨大肩袖撕裂的治疗仍然是临床所面临的难题，不仅手术难度大、预后差，而且其修复后的再撕裂率也明显较高。不可修复巨大肩袖撕裂的主要表现为肩关节疼痛、无力与假性麻痹。影像学检查可评估肩袖损伤大小、肌肉萎缩、肌肉回缩程度、脂肪浸润分级和肱骨头上移情况，应根据患者的情况选择正确的治疗方案。对于老年患者，如肩关节功能基本良好，则可以考虑关节镜清理、肱二头肌腱松解、切断术或肌腱固定术，同时修复部分肩袖。不可修复巨大肩袖撕裂伴假性麻痹者，可考虑采用补片技术、上关节囊重建和肱二头肌长头腱转位术或反向全肩关节置换术。对于年轻患者，以恢复肩袖肌力为主，可采用背阔肌腱、胸大肌腱转移术。对于肩胛下肌完整者，背阔肌移位可以改善外旋和部分上举功能[12]。对于单纯不可修复肩胛下肌撕裂，胸大肌腱转移术有助于患者恢复肩关节内旋。对于同侧不可修复的冈上肌撕裂，此方法可能无效[13]。以下介绍三种技术。

1. 球囊技术　以色列学者 Savarese 等[14]使用一种可生物降解的球囊垫片技术（InSpace），在关节镜下植入肩峰下与肱骨头之间，恢复肩关节的生物力学。该技术操作简便、创伤小，可作为延缓反肩关节置换术的一种方法。

2. 上关节囊重建技术　Ishihara 等[15]研究了肩关节上关节囊对盂肱关节被动稳定性的生物力学特点。上关节囊撕裂增加肱骨头前方、下方移位，上关节囊重建的目的是恢复肩关节的静态稳定结构。Mihata 等[16]研究了关节镜下上关节囊重建治疗不可修复肩袖撕裂后的疗效，术后平均主动抬高和外旋明显增加，有助于预防骨关节炎或肩袖肌肉萎缩，可以恢复肩关节稳定性和功能。上关节囊重建与肩袖组织桥接技术具有良好的疗效。

3. 反肩关节置换术　常用于不可修复的肩袖撕裂患者，对伴有肩关节假性麻痹、肩关节主动外展＜ 90° 者，可改善肩关节活动度，减轻疼痛，改善术后评分[17]。

参考文献

[1] BIGLIANI L U, CORDASCO F A, MCLLVEEN S J, et al.Operative repair of massive rotator cuff tears: long-term results[J]. J Shoulder Elbow Surg, 1992, 1（3）: 120-130.

[2] HAMADA K, FUKUDA H, MIKASA M, et al. Roentgenographic findings in massive rotator cuff tears, a long-term observation[J]. Clin Orthop Relat Res, 1990, 254: 92-96.

[3] PATTE D. Classification of rotator cuff lesions [J]. Clin Orthop Relat Res, 1990, 254: 81-86.

[4] GOUTALLIER D, POSTEL J M, BERNAGEAU J, et al. Fatty infiltration of disrupted rotator cuff muscles[J]. Rev Rhum Engl Ed, 1995, 62（6）: 415-422.

[5] WARNER J P, HIGGINS L, PARSONS I V, et al. Diagnosis and treatment of anterosuperior rotator cuff tears[J]. J Shoulder Elbow Surg, 2001, 10（1）: 37-46.

[6] THOMAZEAU H, BOUKOBZA E, MORCET N, et al. Prediction of rotator cuff repair results by magnetic resonance imaging[J]. Clin Orthop Relat Res, 1997, 344: 275-283.

[7] THOMAZEAU H, ROLLAND Y, LUCAS C, et al. Atrophy of the supraspinatus belly, assessment by MRI in 55 patients with rotator cuff pathology[J]. Acta Orthop Scand, 1996, 67（3）: 264-268.

[8] BURKHART S S, ATHANASIOU K A, WIRTH M A. Margin convergence: a method of reducing strain in massive rotator cuff tears[J]. Arthroscopy, 1996, 12（3）: 335-338.

[9] BURKHART S S, JOHNSON T C, WIRTH M A, et al.Cyclic loading of transosseous rotator cuff repairs: tension overload as a possible cause of failure[J]. Arthroscopy, 1997, 13（2）: 172-176.

[10] WALCH G, EDWARDS T B, BOULAHIA A, et al. Arthroscopic tenotomy of the long head of the biceps in the treatment of rotator cuff tears: Clinical and radiographic results of 307 cases[J]. J Shoulder Elbow Surg, 2005, 14（3）: 238-246.

[11] BOUTSIADIS A, CHEN S Y, JIAN C Y, et al. Long head of the biceps as a suitable available local tissue autograft for superior capsular reconstruction: "The Chinese Way" [J]. Arthroscopy Techniques, 2017, 6（5）: 1559-1566.

[12] GERBER C, VINH T S, HERTEL R, et al . Latissimus dorsi transfer for the treatment of massive tears of the rotator cuff. a preliminary report[J]. Clin Orthop Relat Res, 1988, 232: 51-61.

[13] GALATZ L M, CONNOR P M, CALFEE R P, et al.Pectoralis major transfer for anterior-superior subluxation in massive rotator cuff insufficiency[J]. J Shoulder Elbow Surg, 2003, 12（1）: 1-5.

[14] SAVARESE E, ROMEO R. New solution for massive, irreparable rotator cuff tears: the subacromial

"biodegradable spacer" [J]. Arthroscopy Techniques，2012，1（1）：e69-e74.

[15] ISHIHARA Y，MIHATA T，TAMBOLI M，et al. Role of the superior shoulder capsule in passive stability of the glenohumeral joint[J]. J Shoulder Elbow Surg，2014，23（5）：642-648.

[16] MIHATA T，LEE T Q，WATANABE C，et al. Clinical results of arthroscopic superior capsule reconstruction for irreparable rotator cuff tears[J]. Arthroscopy，2013，29（3）：459-470.

[17] WALL B，NOVÉ-JOSSERAND L，O'CONNOR D P，et al. Reverse total shoulder arthroplasty：a review of results according to etiology[J]. J Bone Joint Surg Am，2007，89（7）：1476-1485.

（黄长明　刘玉杰）

本章小结

术前认真评估患者的全身情况和肩袖组织的质量、肌肉萎缩和脂肪浸润情况、肩袖损伤大小和肌腱挛缩程度，对正确制定治疗方案具有重要意义。

影像学评估肩袖损伤大小、肌肉萎缩及肌肉回缩程度、脂肪浸润分级和肱骨头上移情况，根据患者的情况选择正确的治疗方案。

术前应特别注意肩关节肱骨大结节骨质的影像学改变，囊肿直径 5 ~ 10 mm 或以上建议植骨，采用多枚锚钉填塞囊肿固定是不可取的。骨质疏松和囊性变以及选择锚钉的直径与钉孔不匹配是造成锚钉固定失败的主要原因。

注意肩关节肱骨大结节骨质增生情况，磨削肱骨大结节骨赘增生，注意保留骨皮质，不要过多去除，以免降低锚钉固定的强度。

锚钉植入要注意钉孔与锚钉的直径相匹配。如钉道过粗，锚钉容易脱出；如钉道过细、过浅，锚钉植入困难；如钉尾外露，易发生肩峰撞击。

锚钉植入要注意锚钉植入的角度，以免锚钉误入肱骨头关节面；采用双排缝合技术时，应注意内排及外排锚钉的距离、角度，以免锚钉相互干扰。

采用缝合桥技术时，应注意内排及外排锚钉的距离、角度和缝线的张力，以免锚钉相互干扰和缝线过紧发生切割骨折。

一旦锚钉脱出，要及时手术处理，以免锚钉迁移造成不良影响。

巨大肩袖损伤修补术后再撕裂发生率高，采用肩袖组织边对边缝合与肱二头肌长头腱转位术，有助于降低肩袖组织的张力，防止肩袖缝合术后再撕裂。

对于不可修复的肩袖损伤治疗，应根据患者的年龄、损伤程度、生活需求、社会经济情况，医生掌握的技术等选择合适的手术方法。

第三章

肩关节不稳锚钉固定并发症

本章导读

　　本章重点介绍因前下盂缘损伤（glenolabral articular disruption，GLAD）导致肩关节不稳的诊断与治疗；不同缝合锚钉固定的并发症、金属锚钉尾端外露造成盂肱关节软骨损伤继发骨关节炎；可吸收锚钉、PEEK 锚钉碎裂的失败因素和对策，自主研发的生物骨锚钉固定修复肩关节不稳将可能成为今后的热点。重点分析了 Latarjet 术后断钉、喙突植骨不愈合的原因。同时着重介绍了肩胛冈与髂骨植骨治疗肩盂骨缺损的技术要点与注意事项。

第一节 肩关节不稳——前下盂缘损伤

一、病情诊疗概述

（一）病例 1

患者女性，40 岁，被他人从游泳池牵拉右上肢上岸后，右肩关节持续性疼痛 1 个月余。

体格检查：右肩活动度基本正常。Neer 征（+）、外展抗阻试验（−）、霍金斯（Hawkins）征（+）。

影像学检查：右肩关节 X 线检查未见明显异常（图 3-1-1）。肩关节 MRI 显示前方盂唇损伤伴囊肿形成（图 3-1-2）。

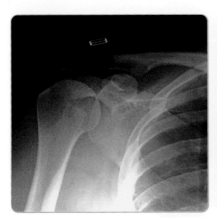
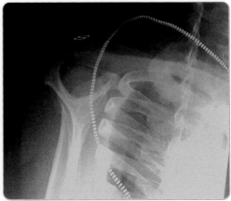

图 3-1-1 右肩关节正位、Y 位 X 线检查未见异常

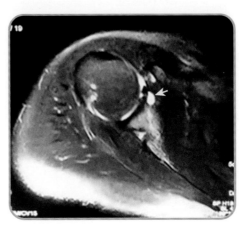

图 3-1-2 MRI 检查提示前方盂唇损伤伴囊肿形成（箭头）

关节镜探查：右肩盂唇撕裂伴 GLAD 损伤（图 3-1-3）。清理软骨碎片后，肩盂植入 2 枚缝合锚钉，缝合捆扎修复盂唇损伤（图 3-1-4）。肩盂软骨创面行微骨折术（图 3-1-5），软骨微骨折创面血凝块形成（图 3-1-6）。

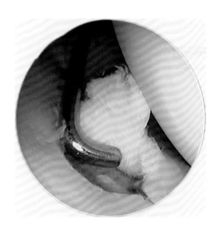

图 3-1-3　术中显示肩盂软骨损伤伴盂唇撕裂

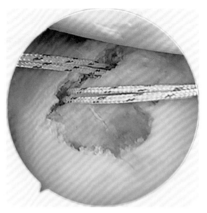

图 3-1-4　清理软骨碎片，植入缝合锚钉

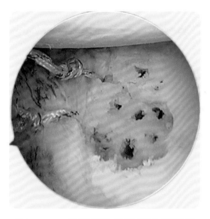

图 3-1-5　软骨损伤处采用微骨折术

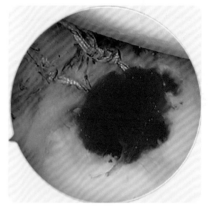

图 3-1-6　软骨微骨折创面血凝块形成

（二）病例 2

患者男性，68 岁，无外伤史，右肩疼痛 2 个月，1 个半月前按照"肩周炎"保守治疗，症状无明显改善。

体格检查：肩关节外展活动度 70°、前屈 80°、体侧内旋 30°、体侧外旋 30°，Neer 征（+）、外展抗阻试验（+）、Hawkins 征（+）。患肩活动度明显下降。

影像学检查：X 线检查为 Ⅱ 型肩峰（图 3-1-7）。MRI 检查见肱骨大结节、肩盂前下方软骨下骨可见高信号区（图 3-1-8），初步诊断为 GLAD 损伤。

术中探查：关节镜探查发现 GLAD 损伤（图 3-1-9），肩盂撕裂（图 3-1-10），清理软骨损伤创面，行班卡特（Bankart）损伤缝合术（图 3-1-11）和肩盂软骨损伤微骨折术。

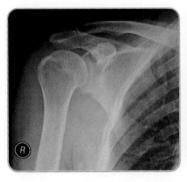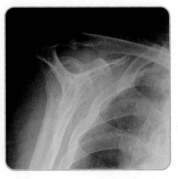

图 3-1-7 右肩关节正位、Y 位 X 线片未发现异常，提示 II 型肩峰

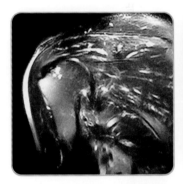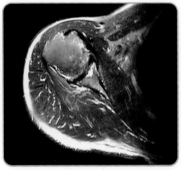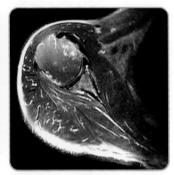

图 3-1-8 GLAD 损伤 MRI 检查提示前下方肩盂软骨下骨骨髓水肿及肱骨头骨髓水肿

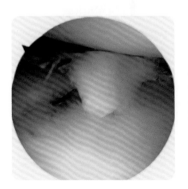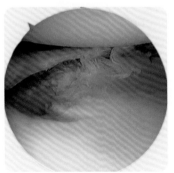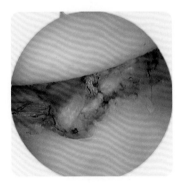

图 3-1-9 肩盂关节软骨损伤（GLAD 损伤）   图 3-1-10 肩盂撕裂   图 3-1-11 肩盂软骨清理后缝合锚钉修复盂唇损伤

二、GLAD 损伤与肩关节不稳

GLAD 损伤鲜有个案报道，发病率占前下方盂唇损伤的 1.5%～2.9%[1, 2, 3]，其发病原因多数为外伤[2, 4]。受伤时肩关节处于极度外展、外旋应力位。患者疼痛明显，多数无肩关节脱位或失稳症状[2]。体格检查及影像学检查都有一定的局限性[2, 4]，MRI 检查较敏感[5-7]，显示前下盂唇高信号，软骨损伤信号不太明显，为独特、隐匿损伤，应引起高度警惕，以免漏诊。肩盂软骨损伤与 GLAD 损伤是否为因果关系，尚无定论。无外伤的患者也会出现软骨相应的改变。

关节镜探查对诊断和治疗具有重要的价值。手术治疗以缝合盂唇损伤和清理软骨碎片后行局部微骨折术为主，使软骨创面局部形成血凝块覆盖，有利于软骨创面的修复。也有盂唇缝合的同时缝合破裂的软骨瓣的个案报道[1]。软骨损伤面积稍大者，也可以采用软骨固定技术[3]。

参考文献

[1] AGARWALLA A，PUZZITIELLO R N，LEONG N L，et al. Concurrent primary repair of a glenoid labrum articular disruption and a Bankart lesion in an adolescent：a case report of a novel technique [J]. Case Reports in Orthopedics，2019，2019：4371860.

[2] NEVIASER T J. The GLAD lesion：Another cause of anterior shoulder pain [J]. Arthroscopy，1993，9（1）：22-23.

[3] GALANO G J，WEISENTHAL B M，ALTCHEK D W. Articular shear of the anterior-inferior quadrant of the glenoid：a glenolabral articular disruption lesion variant [J]. Am J Orthop，2013，42（1）：41-43.

[4] FLORIAN E，SEPP B，CHRISTOPHER B D，et al. Glenohumeral joint preservation：current options for managing articular cartilage lesions in young，active patients [J]. Arthroscopy，2010，26（5）：685-696.

[5] WALDT S，BURKART A，IMHOFF A B，et al. Anterior shoulder instability：accuracy of MR arthrography in the classification of anteroinferior labroligamentous injuries [J]. Radiology，2005，237（2）：578-583.

[6] ANTONIO G E，GRIFFITH J F，YU A B，et al. First-time shoulder dislocation：high prevalence of labral injury and age-related differences revealed by MR arthrography [J]. J Magn Reson Imaging，2007，26（4）：983-991.

[7] BOILEAU P，VILLALBA M，HÉRY J Y，et al. Risk factors for recurrence of shoulder instability after arthroscopic Bankart repair [J]. J Bone Joint Surg，2006，88（8）：1755-1763.

（张　磊）

第二节　锚钉治疗肩关节 Bankart 损伤并发症

一、病情诊疗概述

患者男性，30岁，篮球运动员，在篮球比赛中不慎被队员绊倒在地，致右肩关节脱位。急诊 X 线检查显示右肩关节前脱位（图 3-2-1），右肩关节 CT 三维重建显示肩盂前下方骨折（图 3-2-2）、肱骨大结节凹陷骨折（图 3-2-3），肩关节 MRI 显示骨性 Bankart 损伤，肱骨结节间沟骨水肿，为 Hill-Sachs 损伤（图 3-2-4）。诊断：右肩关节脱位，骨性

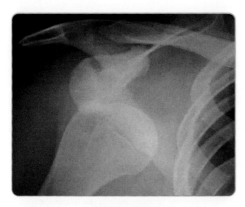

图 3-2-1　X 线片显示肱骨头向肩关节前下方脱位

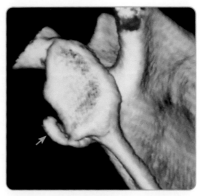

图 3-2-2　右肩关节 CT 三维重建显示骨性 Bankart 损伤

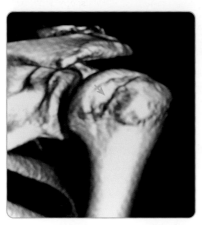

图 3-2-3　右肩关节 CT 三维重建显示肱骨大结节凹陷骨折（Hill-Sachs 损伤）

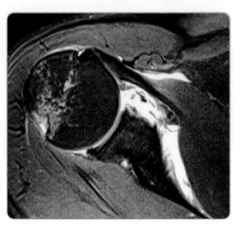

图 3-2-4　肩关节 MRI 显示 Hill-Sachs 损伤，肱骨结节间沟骨水肿

Bankart 损伤，Hill-Sachs 损伤。

完善术前检查后，在全身麻醉下行肩关节镜下探查，发现右肩关节 Bankart 损伤（图 3-2-5），撕裂范围为肩盂的 1 ～ 6 点，肩盂前下方有骨折片。关节镜监视下采用多枚锚钉缝合固定修复 Bankart 损伤（图 3-2-6）和 Hill-Sachs 损伤。术后拍摄 X 线片，显示肩关节复位正常，发现有的锚钉尾端高出肩盂骨质的边缘（图 3-2-7），肩关节 CT 检查显示有的锚钉与肱骨头较近（图 3-2-8）。术后悬吊右前臂，按照康复程序进行肩关节功能康复训练。术后肩关节功能恢复正常。

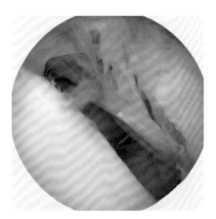

图 3-2-5 肩关节镜下发现 Bankart 损伤

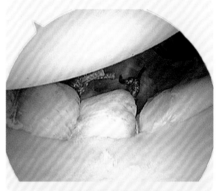

图 3-2-6 关节镜下锚钉固定缝合 修复 Bankart 损伤

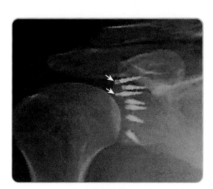

图 3-2-7 术后 X 线片显示多枚金属 锚钉尾端外露

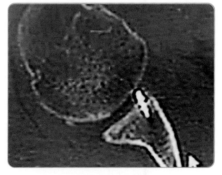

图 3-2-8 术后肩关节 CT 检查显示锚钉 尾端外露于肩盂骨皮质外，锚钉与 肱骨头撞击

术后半年，患者在篮球比赛中被他人绊倒在地，右肩关节再次发生脱位。关节镜探查发现第一次手术修复的 Bankart 撕裂、缝线断裂、锚钉外露（图 3-2-9）。根据检查情况，行右肩关节 Bankart 损伤翻修手术。由于锚钉占据肩盂空间，无法再植入锚钉，故决定取出断线锚钉，再行 Bankart 损伤修复手术。

发现金属锚钉的尾端滑丝（图 3-2-10），无法应用四棱改锥取出锚钉，采用骨凿去除部分骨质（图 3-2-11），扩大钉尾空间，然后采用髓核钳夹持锚钉尾端逆行旋转（图 3-2-12），经通道将锚钉取出（图 3-2-13），显示肩盂骨质缺损严重（图 3-2-14）。

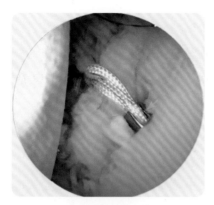

图 3-2-9 关节镜探查发现锚钉尾端
外露，缝线断裂

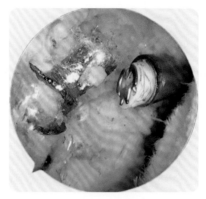

图 3-2-10 锚钉尾端四棱角滑丝

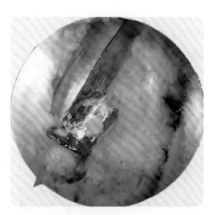

图 3-2-11 用骨凿凿除锚钉尾端骨质

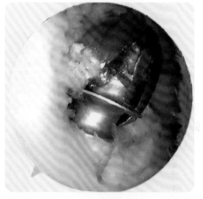

图 3-2-12 用髓核钳夹持锚钉尾端，
逆行旋转退出锚钉

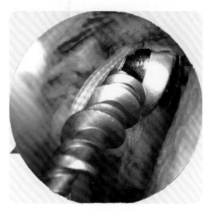

图 3-2-13 用髓核钳将锚钉经通道取出

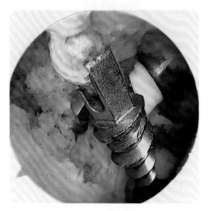

图 3-2-14 取出锚钉后肩盂骨质
缺损严重

二、并发症探讨

肩关节的特点是肱骨头大、关节盂浅（图 3-2-15），活动范围广，稳定性差，因此肩关节容易发生脱位。文献报道，肩关节脱位占全身关节脱位的 45%，前脱位占所有病例的 96%～98%[1]。肩关节脱位将导致肩关节盂唇与关节囊撕裂，即 Bankart 损伤，需要及时修复，否则会造成习惯性肩关节脱位。过去对于 Bankart 损伤肩盂骨缺损者，采用 Latarjet 手术治疗（图 3-2-16）。因技术、设备和器材等因素，并发症比较多见[2]。由于关节镜技术的进展，关节镜下采用可吸收锚钉、金属锚钉或 PEEK 锚钉修复 Bankart 损伤已经成为常规[3]，术后 CT 三维重建显示效果满意（图 3-2-17）。

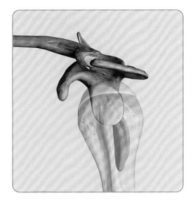

图 3-2-15　肩关节示意图

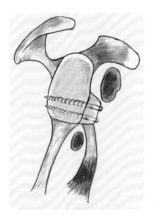

图 3-2-16　Latarjet 手术示意图

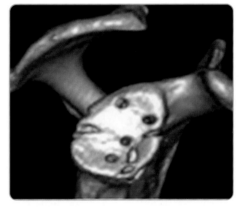

图 3-2-17　术后 CT 三维重建显示锚钉钉道清晰，肩盂骨折复位良好

手术操作中如由于技术不规范，钉道钻取过浅、锚钉粗，钉道与锚钉的直径不匹配，锚钉强力拧入肩盂受阻，使金属锚钉的尾端滑丝，进退两难，锚钉外露过长（图 3-2-18）。锚钉外露部分与肩关节肱骨头碰撞发生软骨损伤[4]（图 3-2-19）。另外，如果锚钉植入角度低平，则可能植入肩盂软骨下面（图 3-2-20）；钉道粗而锚钉细，容易发生锚钉脱出（图 3-2-21）。

可吸收锚钉暴力击入发生断裂[5-6]（图 3-2-22）和炸裂（图 3-2-23），PEEK 锚钉碎裂（图 3-2-24）。

Bankart 损伤锚钉固定术后，上述常见并发症可影响手术疗效，翻修手术取出锚钉

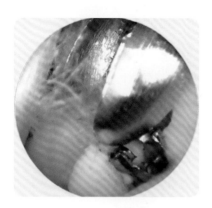

图 3-2-18　锚钉尾端外露于肩盂骨质外

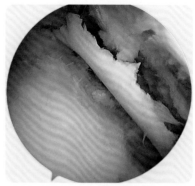

图 3-2-19　锚钉造成肩关节软骨大面积损伤

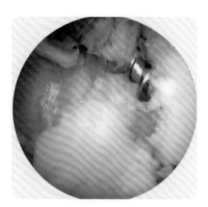

图 3-2-20　术中金属锚钉角度偏移进入软骨

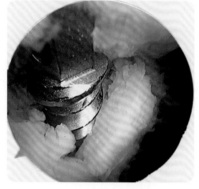

图 3-2-21　钉道粗而锚钉细，导致锚钉脱出

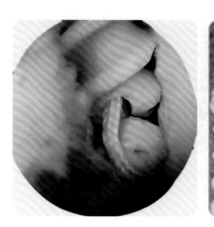

图 3-2-22　可吸收锚钉断裂

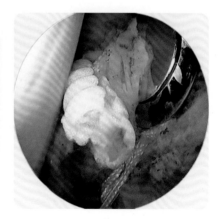

图 3-2-23　可吸收锚钉炸裂

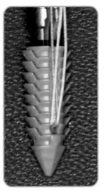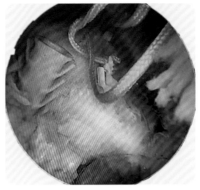

图 3-2-24　PEEK 锚钉术中被击碎

时，容易造成肩盂骨质破坏，增加翻修手术的难度。

特别是运动人群，术后参加训练有导致再损伤的可能 [7-9]，如何有利于肩关节不稳术后翻修，如何避免锚钉并发症，防止肩盂损伤和骨量丢失，是值得探讨的重要课题。

笔者设计的同种异体生物骨锚钉修复重建肩关节 Bankart 损伤取得了良好的疗效（图 3-2-25，图 3-2-26）。同种异体生物骨锚钉植入肩盂（图 3-2-27），完成爬行替代与受区的骨道骨性愈合。这种方法有利于运动人群复发性脱位翻修手术，不影响在肩盂锚钉原位或周围钻取锚钉钉道进行手术翻修，不破坏肩盂的解剖结构。

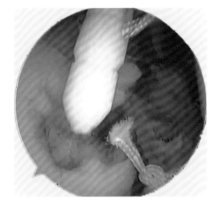

图 3-2-25　同种异体生物骨锚钉修复
　　　　　　Bankart 损伤

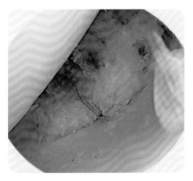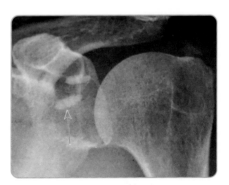

图 3-2-26　同种异体生物骨锚钉
　　　　修复 Bankart 损伤术毕

图 3-2-27　X 线片显示同种异体生物
骨锚钉修复 Bankart 损伤植入肩盂的
　　　　　　术后情况

参考文献

[1] KHIAMI F，GÉROMETTA A，LORIAUT P. Management of recent first-time anterior shoulder dislocations [J]. Orthop Traumatol Surg Res，2015，101（1 Suppl）：S51-57.

[2] DOMOS P，LUNINI E，WALCH G. Contraindications and complications of the Latarjet procedure [J]. Shoulder Elbow，2018，10（1）：15-24.

[3] SHEA K P. Arthroscopic Bankart repair [J]. Clin Sports Med，1996，15（4）：737-751.

[4] LORBACH O，WILMES P，BROGARD P，et al. Complications related to implants in arthroscopic shoulder surgery [J]. Der Orthopade，2008，37（11）：1073-1079.

[5] DHAWAN A，GHODADRA N，KARAS V，et al. Complications of bioabsorbable suture anchors in the shoulder [J]. Am J Sports Med，2012，40（6）：1424-1430.

[6] ARISTIZABAL A F C，SANDERS E J，BARBER F A. Adverse events associated with biodegradable lactide-containing suture anchors [J]. Arthroscopy，2014 ，30（5）：555-560.

[7] ALKADUHIMI H，VAN DER LINDE J A，WILLIGENBURG N W，et al. Redislocation risk after an arthroscopic Bankart procedure in collision athletes：a systematic review [J]. J Shoulder Elbow Surg，2016，25（9）：1549-1558.

[8] CHO N S，HWANG J C，RHEE Y G. Arthroscopic stabilization in anterior shoulder instability：collision athletes versus noncollision athletes [J]. Arthroscopy，2006，22（9）：947-953.

[9] PETRERA M，DWYER T，TSUJI M R，et al. Outcomes of arthroscopic Bankart repair in collision versus noncollision athletes [J]. Orthopedics，2013，36（5）：e621-626.

（刘玉杰　王俊良　张星火）

第三节　肩关节不稳 Latarjet 手术并发症反思与对策

一、病情诊疗概述

患者男性，32 岁，工人，拉单杠时不慎左手滑落失手，右手抓握单杠悬吊空中，致右肩关节脱位（图 3-3-1），于当地医院急诊行足蹬牵拉手法复位成功。2 个月后右肩关节再次发生脱位，CT 三维重建显示骨性 Bankart 损伤，右肩盂骨质缺损（图 3-3-2），行右肩关节 Latarjet 手术。采用 2 枚螺钉固定喙突骨块（图 3-3-3），术后进行功能康复，3 个月后肩关节功能恢复正常，1 年后肩关节除轻度不适外无特殊表现。入院前在搬动 20 kg 的重物时突然感到右肩关节疼痛、肿胀，到医院急诊就诊，X 线检查发现固定移植骨块的 2 枚螺钉断裂、移位（图 3-3-4），入院后行肩关节翻修手术。

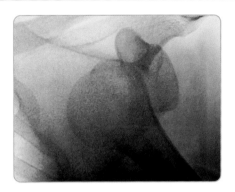

图 3-3-1　X 线透视显示右肩关节脱位

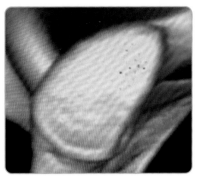

图 3-3-2　CT 三维重建显示右肩盂
骨质缺损

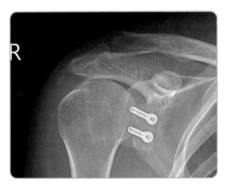

图 3-3-3　术后 X 线片显示 Latarjet 术后
螺钉固定喙突骨块

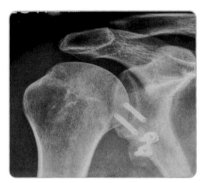

图 3-3-4　术后 1 年 X 线片显示空心
螺钉断裂，骨块移位

二、Latarjet 术后断钉与骨不愈合的思考

肩关节是人体活动度最大、最不稳定的关节。肩关节脱位占全身关节脱位的 50%。肩关节前脱位术后复发率与年龄相关。Kandziora 等[1]研究发现，肩关节脱位术后复发率与手术时年龄之间存在显著相关（< 20 岁：复发率 25%；21 ~ 30 岁：复发率 20%；31 ~ 40 岁：复发率 7.1%；> 41 岁：复发率 0%）。Porcellini 等[2]研究发现，98 例年龄 ≤ 22 岁的患者中脱位复发率为 13.3%，287 例年龄 > 22 岁的患者中脱位复发率为6.3%，年龄越小，复发率越高。

骨性 Bankart 损伤（bony Bankart lesion）为肩盂前下方撕脱性骨折。2014 年 Kim 等[3]将骨性 Bankart 损伤分为三型：Ⅰ 型，骨缺损 < 12.5%；Ⅱ 型，骨缺损 12.5% ~ 25%；Ⅲ 型，骨缺损 > 25%。肩盂骨缺损 > 25%，需要在肩盂前方植骨，恢复其解剖结构。常规取喙突骨块移植肱二头肌腱转位修复肩盂骨缺损，即 Latarjet 手术[4]（图 3-2-16），该术式具有悬吊作用（sling 效应）、加强前肩关节囊和修复肩盂骨缺损的作用。Latarjet 术后

98 例神经损伤、喙突骨折和肩关节骨性关节炎等并发症发生率高达 25%～30%，术后植骨吸收率为 15%～34%，复发率为 15%～17%。因此，取喙突骨块移植并发神经血管损伤、骨不愈合和断钉的问题已经引起高度关注。

为什么 Latarjet 术后容易发生植骨不愈合？为什么发生螺钉断裂？笔者认为，肩关节术后如果不进行功能康复训练，将会发生肩关节粘连、失用性肌萎缩和骨质疏松。Latarjet 术后早期活动肱二头肌收缩牵拉骨块，应力作用于螺钉，使植骨块发生微动，影响移植骨块与肩盂界面愈合。金属空心螺钉（图 3-3-5）或实心螺钉（图 3-3-6）均有断裂情况发生。肩关节术后感染，骨质吸收，可造成螺钉松动、脱出，甚至游离到周围软组织内（图 3-3-7）。

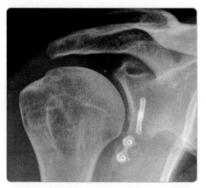

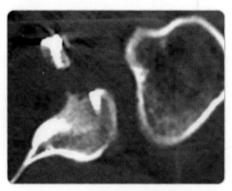

图 3-3-5 右肩 Latarjet 术后 X 线片显示金属空心螺钉断裂，骨块移位

图 3-3-6 左肩 Latarjet 术后 CT 横轴位切面显示实心螺钉断裂，骨块移位

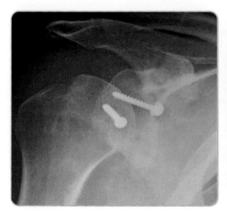

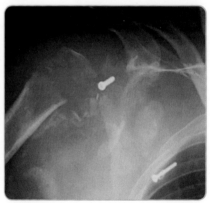

图 3-3-7 右肩关节术后感染，X 线片显示骨质吸收，螺钉脱出并游离到胸壁

三、肩胛冈骨块移植修复骨性 Bankart 损伤

骨性 Bankart 损伤常规采用喙突移植修复。但是，取喙突影响附着在其上的多条肌

腱、韧带等解剖结构，影响肩关节前上方的稳定性。笔者对肩胛骨进行了解剖学研究，探讨取肩胛冈骨块作为修复骨性 Bankart 损伤的移植材料。通过对 60 例成人双侧肩胛骨行 CT 三维重建，测量喙突和肩胛冈内侧 4 ~ 8 cm 处的骨块厚度、高度和可用长度（图 3-3-8）。有限元和生物力学研究证明，取肩胛冈骨块作为移植材料可满足骨性 Bankart 损伤骨缺损的修复。

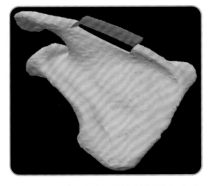

图 3-3-8　肩胛冈取骨块的部位与大小

临床手术操作过程：术前对患侧肩关节进行 CT 三维重建，测量肩盂骨缺损的面积（图 3-3-9）。同侧切取自体肩胛冈骨块。骨块修整钻孔后，将带线骨横钉插入骨块骨孔备用（图 3-3-10）。

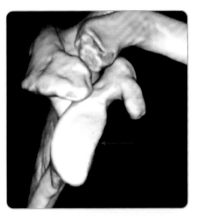

图 3-3-9　右肩关节 CT 三维重建显示肩盂骨缺损范围

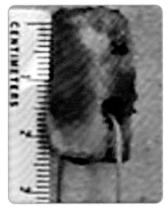
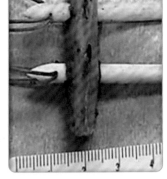

图 3-3-10　将带线骨横钉穿入肩胛冈骨块骨孔

关节镜探查（图 3-3-11）、清理 Bankart 损伤的骨床，进行新鲜化处理。沿肩关节前方入路切开皮肤 2 cm，分离软组织，达 Bankart 损伤创面，将骨块植入到肩盂前方骨缺损处，沿骨块的孔道在肩盂预钻钉孔。将骨块复位后，将同种异体皮质骨骨横钉击入肩盂骨孔（图 3-3-12），起到支撑、固定骨块的作用，缝线缝扎肩盂前方的软组织，将骨块包埋（图 3-3-13）。术后 CT 三维重建检查修复情况，显示骨块与受区愈合良好（图 3-3-14）。

肩胛冈骨块位置表浅，邻近肩关节手术部位，不影响喙突解剖结构和肩关节的稳定性。经临床应用同种异体皮质骨横穿钉固定，修复骨性 Bankart 损伤取材方便，方法可行，植骨块与受区愈合良好，免用高值耗材，降低耗材费用，术后疗效满意，骨折愈合后无金属和其他化学材料遗留，对于复发患者有利于翻修手术。

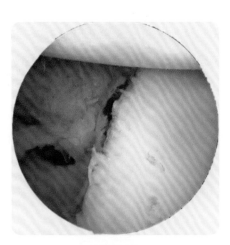

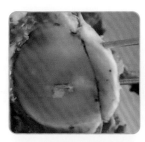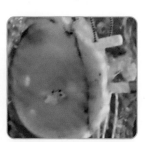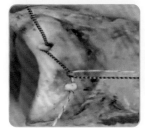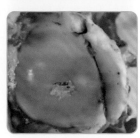

图 3-3-11　关节镜下显示 Bankart
损伤骨缺损

图 3-3-12　动物标本实验示意图
骨横钉支撑固定骨块，修复骨性 Bankart 损伤

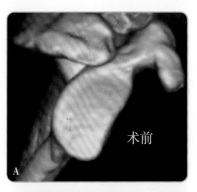

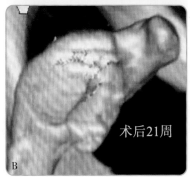

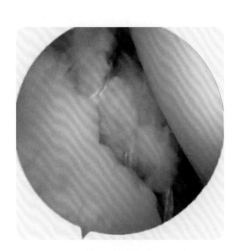

图 3-3-13　镜下移植固定后，肩胛冈
骨块移植于肩盂骨缺损处，缝合
软组织，包埋骨块

图 3-3-14　右肩关节盂 CT 三维重建对比
A. 术前骨性 Bankart 损伤骨缺损＞25％；B. 肩胛冈骨
块移植修复术后

四、髂骨块移植修复肩盂骨缺损

采用髂骨块重建肩盂骨缺损也是临床上比较常用、简便易行、安全有效和并发症较少的手术方法之一[5]。采用全身麻醉，患者取侧卧位患肢牵引，常规消毒铺单。根据手术需要设计肩关节手术入路。常规采用后方、前上、前下入路。后关节囊软组织填塞则要加后上外侧入路。采用肩关节后方入路插入关节镜，探查肩关节损伤情况。根据关节镜探查及术前测量 Bankart 损伤肩盂骨缺损，切取髂骨块修整备用。采用直径 1.2 mm 的2 枚克氏针垂直髂骨块钻入，沿克氏针钻取 2 个骨道并拧入空心螺帽，沿双套管将 2 枚固定杆拧入骨块，骨块与双套管连接好备用（图 3-3-15）。

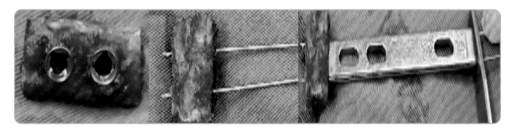

图 3-3-15　制备髂骨块

锁定型肩关节前脱位（图 3-3-16）需要先行肩胛下肌腱与前方盂唇复位并行肩关节松解复位（图 3-3-17），再进行骨缺损处新鲜化处理，后方骨缺损先行后关节囊软组织清理，创面新鲜化处理，预钻锚钉孔，做软组织填塞前准备工作（图 3-3-18）。

交换棒从后方入路经肩关节面、肩胛下肌腱上方和喙突联合腱的外侧穿出，松解肩袖间隙和肩胛下肌腱（图 3-3-19），注意勿损伤血管神经束，建立 Halifax 通道（图3-3-20），以便髂骨块植入（图 3-3-21）。

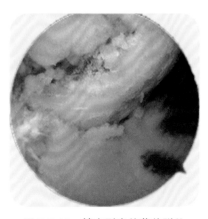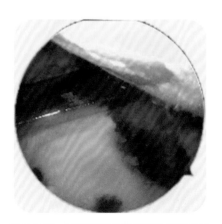

图 3-3-16　锁定型肩关节前脱位　　图 3-3-17　锁定型肩关节前脱位松解复位

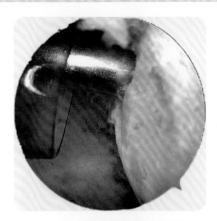

图 3-3-18　后关节囊清理，预钻锚钉孔，做软组织填塞前准备工作

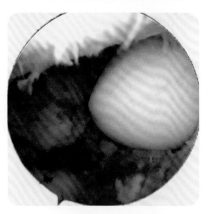

图 3-3-19　松解肩袖间隙和肩胛下肌腱

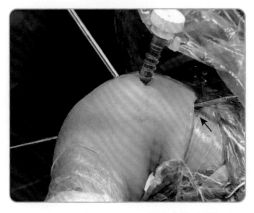

图 3-3-20　建立 Halifax 通道（箭头所示）

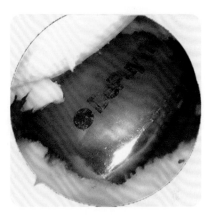

图 3-3-21　建立 Halifax 通道，以便髂骨块与植入器进入

　　通过 Halifax 通道将制备好的骨块置于肩盂前方骨缺损处，插入导针，经肩关节后方穿出皮肤，沿导针钻取螺钉孔道（图 3-3-22），植入空心螺钉，将骨块牢固固定（图 3-3-23）。

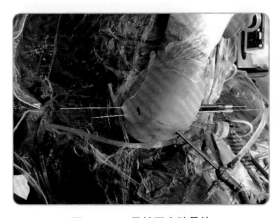

图 3-3-22　导针固定髂骨块

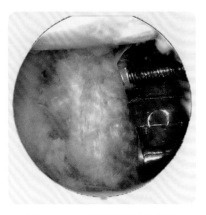

图 3-3-23　螺钉固定移植骨块

通过不同角度检查髂骨骨块位置与肩盂关节面是否平齐。将骨块外缘与肩盂关节面磨削修整平齐。锚钉修复关节囊与盂肱韧带复合体（图 3-3-24），如有肩袖损伤，则同时修补（图 3-3-25）。术后复查 X 线片、CT 三维重建，观察植骨复位和固定情况（图 3-3-26）。

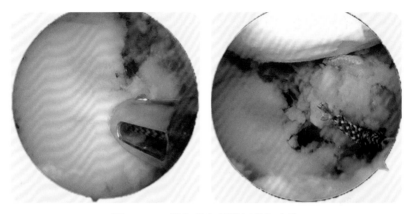

图 3-3-24　锚钉修复盂肱韧带复合体

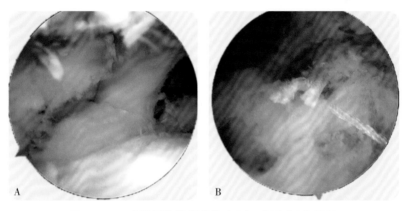

图 3-3-25　肩袖损伤修复术前（A）、术后（B）情况

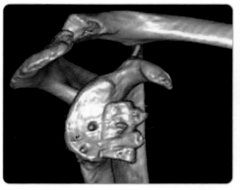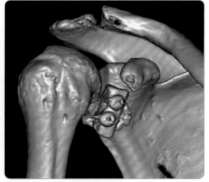

图 3-3-26　右肩关节术后 CT 三维重建显示髂骨块位置良好

前上方手术入路要尽可能靠上、靠外，便于前方手术操作。Halifax通道要靠内，交换棒通过肩胛下肌上缘、喙突与联合腱外缘。前方要松解至6点位及肩胛下肌表面，注意前下方血管。髂骨块位置要准确，勿偏上、偏前，通过后方用交换棒平行于肩盂压住髂骨块，螺钉方向与关节面的角度尽可能减小。髂骨块植入肩盂中、下部分时要解除牵引并屈肘，以减轻联合腱和肩胛下肌的张力，有利于髂骨块的植入。

参考文献

[1] KANDZIORA F，JAGER A，BISCHOF F，et al. Arthroscopic labrum refixation for post-traumatic anterior shoulder instability：suture anchor versus transglenoid fixation technique [J]. Arthroscopy，2000，16（4）：359-366.

[2] PORCELLINI G，CAMPI F，PEGREFFIFI F，et al. Predisposing factors for recurrent shoulder dislocation after arthroscopic treatment [J]. J Bone Joint Surg Am，2009，91（11）：2537-2542.

[3] KIM Y K，CHO S H，SON W S，et al.Arthroscopic repair of small and medium-sized bony Bankart lesions [J]. Am J Sports Med，2014，42（1）：86-94.

[4] LAFOSSE L，LEJEUNE E，BOUCHARD A，et al. The arthroscopic Latarjet procedure for the treatment of anterior shoulder instability[J]. Arthroscopy，2007，23：1242.e1-1242.e5

[5] MALAHIAS M A，CHYTAS D，RAOULIS V，et al. Iliac crest bone grafting for the management of anterior shoulder instability in patients with glenoid bone loss：a systematic review of contemporary literature [J]. Sports Med，2020，6（1）：12.

（黄长明　刘玉杰）

本章小结

GLAD 损伤是肩关节不稳的少见原因，关节镜探查对诊断和治疗具有重要价值。手术治疗以缝合盂唇损伤和清理软骨碎片后行局部微骨折术为主。

盂唇锚钉修补术中手术操作不规范是锚钉术中失败、术后失效的常见原因。笔者设计的同种异体生物骨锚钉，容易实现爬行替代与受区骨道骨性愈合，是盂唇锚钉术后失效翻修手术一种良好的选择。

Latarjet 术后断钉、喙突植骨不愈合并不少见。取肩胛冈骨块作为移植材料可满足骨性 Bankart 损伤骨缺损的修复。应用同种异体皮质骨横穿钉固定、修复骨性 Bankart 损伤取材方便，方法可行，植骨块与受区愈合良好。此外，髂骨块重建肩盂骨缺损也是临床上比较常用、简便易行、安全有效和并发症较少的方法。

第四章

肩关节前脱位

本章导读

本章通过肩关节前脱位病例，重点针对肩关节前脱位误区、肩关节脱位骨折合并臂丛神经麻痹的误区进行分析，拟定早期诊断、治疗和防治并发症的对策。

第一节 肩关节前脱位漏诊的教训

一、病情诊疗概述

（一）病例 1

患者男性，24 岁，摔伤致左肩、肘关节疼痛，上举活动受限 2 个月。受伤时肘关节开放性损伤，急诊给予清创缝合。急诊处理后肩关节未做常规体格检查和影像学检查。肘关节伤口愈合良好，功能正常。伤后肩关节抬举、内旋、外旋活动明显受限。

体格检查：左肩关节冈上肌、冈下肌和三角肌萎缩，呈方肩畸形，杜加斯征（+）。主动和被动上举、内旋、外旋和外展活动障碍。

左肩关节 X 线片（图 4-1-1）和 CT 三维重建（图 4-1-2）显示左肩关节前脱位伴肱骨大结节骨折。

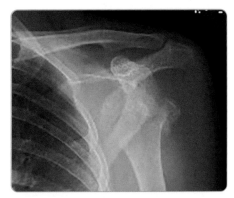

图 4-1-1　左肩关节正位 X 线片图像

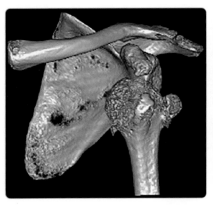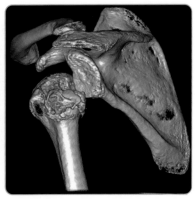

图 4-1-2　左肩关节 CT 三维重建图像

（二）病例 2

患者男性，48 岁，1 年前曾因癫痫发作致右肩关节脱位，行手法复位，自行康复。复位后未作肩关节影像学检查。伤后右肩关节一直疼痛、活动受限。追问病史，患者有癫痫病史多年，每年发作 2 ~ 3 次，每次发作后均发生肩关节脱位，可以自行手法复位。

体格检查：右肩关节轻度畸形，冈上肌、三角肌均有萎缩，呈方肩畸形，肩盂空虚，杜加斯征（+），肩关节主动和被动活动多向受限。右肩关节 X 线片（图 4-1-3）和 CT 三维重建（图 4-1-4）显示右肩关节前脱位。CTA（图 4-1-5）显示右腋动脉移位、受压。

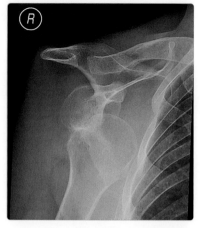

图 4-1-3 右肩关节正位 X 线片显示右肩关节前下脱位

二、漏诊原因与对策

肩关节脱位漏诊的主要原因有：①多发伤，其他部位的损伤掩盖肩部的外伤，如病例 1，左肘部开放性外伤，医生只重视肘部情况，未进行详细的体格检查和影像学检查，造成漏诊。②患有某些疾病不愿向医生诉说，如病例 2，患者有癫痫史，发作后右肩功能障碍，复位后不愿复查拍片，造成漏诊。有精神疾病的患者与老年人因感知、感觉不明显，误以为软组织损伤而漏诊[1]。同时，经济困

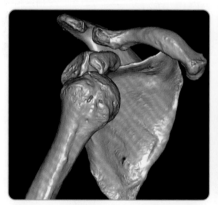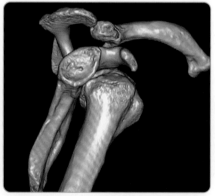

图 4-1-4 右肩关节 CT 三维重建显示右肩关节前脱位

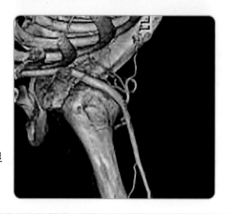

图 4-1-5 右肩关节 CTA 显示右腋动脉被肱骨头推移

难的患者不愿到医院检查和治疗，也是漏诊的原因之一 [2]。

要避免肩关节脱位漏诊，关键是要认真询问病史，尤其是询问是否有癫痫、电击伤、精神病、低血糖病史 [3]。同时，当伴有多发伤时，要详细询问外伤的过程，分析受伤机制，认真进行体格检查，不要被其他易观察到的外伤所掩盖，仅满足单一诊断。

参考文献

[1] İBRAHIM YANMIŞ, MAHMUT KÖMÜRCÜ, ERBIL OĞUZ, et al. The role of arthroscopy in chronic anterior shoulder dislocation: technique and early results [J]. J Arthros Relat Surg, 2003, 19 (10): 1129-1132.

[2] ROWE C R, ZARINS B. Chronic unreduced dislocation of the shoulder [J]. J Bone Joint Surg Am, 1982, 64 (4): 494-505.

[3] LITCHFIELD J C, SUBHEDAR V Y, BEEVERS D G, et al. Bilateral dislocation of the shoulders due to nocturnal hypoglycaemia [J]. Postgrad Med J, 1988, 64 (752): 450-452.

（黄长明）

第二节 肩关节前脱位合并血管神经损伤漏诊

一、病情诊疗概述

患者女性，79岁，不慎摔倒，左上肢外展位手掌撑地。伤后左肩关节疼痛、肿胀、活动受限，当地医院给予外敷跌打损伤药治疗，症状无改善。患者再次到医院就诊，X线片显示左肩关节前脱位伴肱骨大结节撕脱骨折（图4-2-1），给予足蹬牵拉手法复位，三角巾悬吊固定。患者自觉肩关节疼痛剧烈，肿胀更加明显。CT三维重建显示肱骨大结节骨折移位（图4-2-2）。体格检查发现左手背肿胀、腕关节下垂，伸拇、伸指和伸腕功能障碍（图4-2-3）。左肩关节软组织肿胀，肱骨大结节区压痛（++），左手背及手掌皮肤感觉减

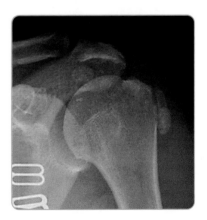

图4-2-1　X线片显示左肩关节前脱位、肱骨大结节骨折移位

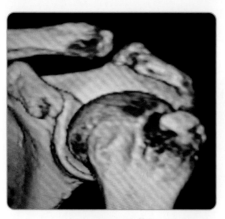

图 4-2-2　CT 三维重建显示肱骨大结节
骨折移位

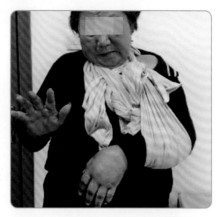

图 4-2-3　患者左腕关节下垂、手背肿
胀，伸拇、伸指、伸腕功能障碍

退，左手夹纸试验阳性。肩关节主动与被动活动明显受限。肌电图提示左臂丛神经损伤。
诊断：左肩关节脱位、肱骨大结节撕脱骨折移位合并左臂丛神经损伤。

二、手术治疗

全身麻醉，在关节镜下行左肩关节探查，发现
肱骨大结节粉碎性骨折（图 4-2-4），肱骨头向前下
方脱位，臂丛神经血管束受压，前下盂唇撕裂（图
4-2-5）。关节镜下清理淤血、粉碎的骨屑和滑膜炎。
盂肱关节复位，解除臂丛神经压迫，缝合锚钉修复
前下盂唇损伤（图 4-2-6）。

于结节间沟清理部分软骨创面，新鲜化（图 4-2-7），

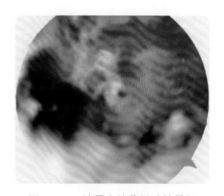

图 4-2-4　肱骨大结节粉碎性骨折

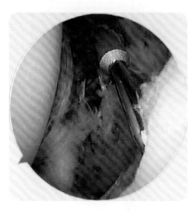

图 4-2-5　肩关节 Bankart 损伤

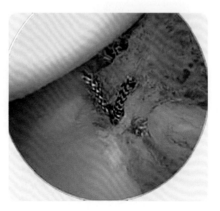

图 4-2-6　缝合锚钉修复 Bankart 损伤

植入 2 枚带线缝合锚钉，缝线分别穿过冈上肌腱打结固定修复肩袖组织。将双排锚钉缝线呈网状覆盖冈上肌腱的表面（图 4-2-8），在肱骨大结节骨折处以远 1 cm 处植入 2 枚外排锚钉将缝线固定（图 4-2-9），术后用支具将患肢外展 45° 制动（图 4-2-10）。术前 MRI 显示冈上肌腱将肱骨大结节骨块牵拉移位（图 4-2-11A），术后 MRI 显示重建后的肩袖与骨折固定

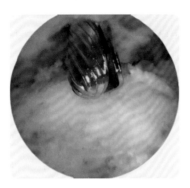

图 4-2-7　磨削、去除结节间沟部分软骨

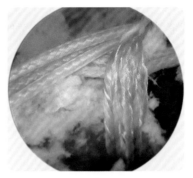

图 4-2-8　缝线呈网状将冈上肌腱固定

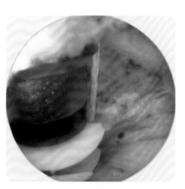

图 4-2-9　外排缝合锚钉固定缝线，呈网状固定肩袖和骨块

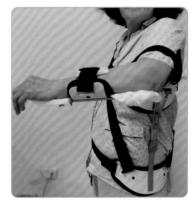

图 4-2-10　术后肩关节外展位使用支具固定患肢

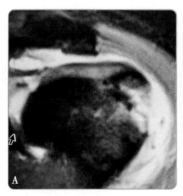

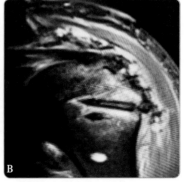

图 4-2-11　MRI 图像

A. 术前 MRI 显示肱骨大结节骨折移位；B. 术后 MRI 显示双排锚钉呈网状固定重建肩袖

良好（图 4-2-11B）。术后给予神经营养药物治疗，按照康复程序进行功能康复训练，患肢肿胀逐渐消退，术后 1 个月臂丛神经功能恢复正常。

三、漏诊教训

肱骨大结节骨折 5% ~ 57% 由肩关节脱位引起，而 15% ~ 30% 的肩关节前脱位可发生肱骨大结节骨折[1]。老年人多数有骨质疏松，跌倒时手掌撑地，暴力由腕关节传导至肩关节，发生肩关节脱位伴肱骨大结节撕脱骨折比较常见，要高度重视对老年人防跌倒摔伤的健康教育。该患者前两次就诊均未能早期做出准确诊断和进行有效治疗。有的医生因专业基础知识掌握不牢，有的医生诊疗草率，导致漏诊。加强年轻医生专科基础知识的培训十分必要，临床基本功的训练并非一朝一夕就能够学会，需要在老一辈专家的传、帮、带和指导下潜心钻研，加强经验教训的总结，打好临床基本功。临床医生必须贴近临床，特别是在接诊时，一定要细致询问病史，临床查体要到位，不放过一个疑点，是防止漏诊的关键。神经、血管、肌肉和韧带的损伤，感觉和运动障碍必须通过临床认真、精细的体格检查，结合影像学资料的分析，才会得出明确的诊断和进行正确处理。部分医生在诊疗过程中只看片子不查患者，这是十分可怕的。

对于肩关节脱位，无论是手法复位，还是手术治疗，术前必须进行常规的影像学检查，明确肩关节脱位的位置、是否有肱骨大结节撕脱骨折或肩盂骨折。Ogawa 等[2] 对 163 例肩关节肱骨大结节骨折的研究表明，大部分骨折（57%）涉及冈上肌和冈下肌，从而使骨折块向上和向后移位。当冈下肌肌腱完好时，骨折块向后移位。骨折向后移位的程度单纯通过标准的 X 线片很难评估，即使加上腋位片，也有一定的难度。因此，评估骨折块向后移位的程度最好是 CT 三维重建。如果治疗前无影像学资料，处置后再行影像学检查发现了肱骨大结节撕脱骨折或骨性 Bankart 损伤，则难以分辨骨折究竟是受伤时发生的，还是操作治疗所导致。诊疗前，应如实向患者及家属详细交代病情、治疗方案、术后预后及功能康复训练等情况并记录在案，签署知情同意书。

由于肩关节脱位肱骨大结节骨质疏松发生撕脱骨折，局部出血和肱骨头压迫，可造成腋窝血管神经束受压，发生神经传导障碍，影响血液循环，致肢体肿胀、皮肤青紫，要警惕静脉血栓形成（图 4-2-12）。肩关节前下脱位挤压臂丛神经血管束（图 4-2-13）可导致前臂和手的感觉、运动

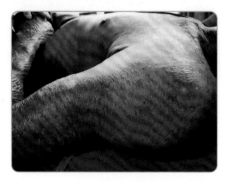

图 4-2-12　肩关节脱位伴肱骨大结节骨折，静脉血栓形成

功能障碍，因此影像学检查发现肩关节脱位伴肱骨大结节撕脱骨折移位时，要特别注意检查是否有臂丛神经麻痹[3-5]。

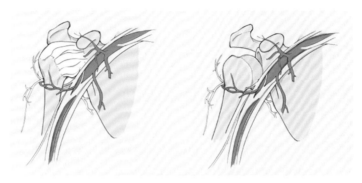

图 4-2-13　肩关节脱位肱骨头压迫臂丛神经血管束

四、诊疗对策

肩关节脱位进行体格检查时，一定要注意患肢肿胀、皮肤颜色和脉搏搏动情况。如果发现异常，应及时进行血管超声检查，尽早明确有无血栓形成。臂丛神经的解剖结构比较复杂且难以记忆。早些年，老师教给我们一首记忆臂丛神经的口诀，简单、好记。上臂丛神经：菱角冈肱肱又大（菱形肌、三角肌、冈上肌、冈下肌、肱肌、肱二头肌、胸大肌）；下臂丛神经：七伸八屈手内在肌。

参考文献

[1] İBRAHIM YANMIŞ, MAHMUT KÖMÜRCÜ, ERBIL OĞUZ, et al. The role of arthroscopy in chronic anterior shoulder dislocation: technique and early results [J]. J Arthros Relat Surg, 2003, 19（10）: 1129-1132.

[2] OGAWA K, YOSHIDA A, IKEGAMI H. Isolated fractures of the greater tuberosity of the humerus: solutions to recognizing a frequently overlooked fracture [J]. J Trauma, 2003, 54（4）: 713-717.

[3] LITCHFIELD J C, SUBHEDAR V Y, BEEVERS D G, et al. Bilateral dislocation of the shoulders due to nocturnal hypoglycaemia[J]. Postgrad Med J, 1988, 64（752）: 450-452.

[4] GEORGE M S. Fractures of the greater tuberosity of the humerus [J]. J Am Acad Orthop Surg, 2007, 15: 607-613.

[5] ROWE C R, ZARINS B. Chronic unreduced dislocation of the shoulder [J]. J Bone Joint Surg Am, 1982, 64（4）: 494-505.

（刘玉杰　王俊良）

本章小结

肩关节脱位常见于外伤、运动牵拉伤、电击伤、癫痫、精神病发作等。认真询问病史及受伤过程，分析受伤机制，进行全面的体格检查，仔细阅读检查资料，必要时行肩关节 CT 或 MRI 检查，以便明确诊断。在诊断、治疗多发损伤时，应减少误诊或漏诊，不要顾此失彼，"捡了芝麻，丢了西瓜"。

肩关节脱位患者接诊后和治疗前，必须要有肩关节 X 线片，以便明确肩关节脱位是否伴有肱骨大结节撕脱骨折，不要贸然进行复位，以免发生医疗纠纷。

手法复位要在麻醉状态下实施，以免肌肉紧张影响复位或发生撕脱骨折，增加患者的痛苦。复位后要及时行肩关节 X 线检查，观察是否已经复位，有无骨折。

肩关节脱位复位后，麻醉复苏后，应及时检查肩关节主动和被动活动、肢体感觉及运动神经功能，必要时择期行 MRI、肌电图检查，防止臂丛神经损伤和肩袖撕裂漏治。

肩关节脱位肱骨头骨折可压迫血管，影响上肢血液循环，体格检查时，应注意脉搏和末梢循环，必要时行上肢和腋窝血管超声检查，防止血栓形成。

患者是否应用抗凝药物治疗，应根据病情及时调整，以免出血难以控制，影响手术治疗和血肿压迫静脉回流。

不要忽略肱骨大结节撕脱骨折的治疗，如果骨折移位畸形愈合，会发生骨折块与肩峰撞击，诱发肩袖损伤。

处理急诊时，注意力不要仅聚焦于开放伤、脏器损伤或骨折出血，而忽略了肩关节检查，以免发生漏治。

第五章

肩关节后脱位和容易与后脱位混淆的疾病

本章导读

本章结合相关病例，重点分析发生肩关节后脱位漏诊、误诊的原因，特别介绍了产伤性肩关节后脱位与注射性三角肌挛缩，提出了避免漏诊、误治的对策。

第一节　肩关节后脱位诊疗误区

一、病情诊疗概述

患者男性，48岁，骑摩托车摔伤左肩关节，疼痛伴上举、外旋活动受限3个月余。伤后在当地医院行肩关节X线检查，初诊没有注意到肩关节脱位，按照肩关节软组织损伤进行局部处理。患者回家疗养。自受伤之后，患者左肩关节一直疼痛、活动受限。

体格检查：左肩关节多处皮肤伤痕（图5-1-1），喙突和肩峰前外角突出明显，肩关节前方空虚，后方饱满（图5-1-2）。肩关节呈内旋位，上举、外旋明显受限。双肩X线片显示左肩关节呈灯泡征（图5-1-3）。CT显示左肩关节锁定型后脱位，伴前方反Hill-Sachs损伤（图5-1-4，图5-1-5）。

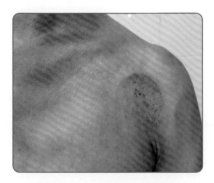
图 5-1-1　左肩关节皮肤伤痕

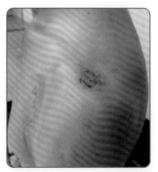
图 5-1-2　左肩关节前方空虚，后方饱满，喙突与肩峰突出

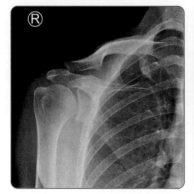
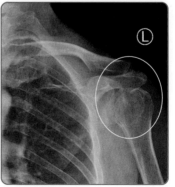
图 5-1-3　X线片显示左肩关节呈灯泡征，右肩关节正常

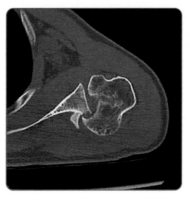

图 5-1-4　左肩关节 CT 显示左肩肱骨头向后脱位与肩盂后唇咬合嵌入

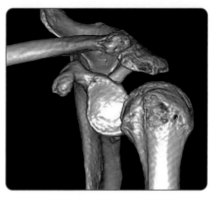

图 5-1-5　左肩关节 CT 三维重建显示肱骨头向后脱位

二、肩关节后脱位诊疗对策

肩关节脱位常见于外伤、牵拉伤、癫痫、电击伤、精神病发作等原因。特别是多发伤，在处理患者时，注意力常聚焦于开放伤、出血、脏器损伤或骨折。肩关节前脱位较后脱位相对常见，肩关节后脱位发生率为 1%～4%[1, 2]。肩关节后脱位容易发生漏诊，漏诊率高达 50%～79%，合并肩关节骨折 34%，肩袖损伤 2%～13%，反向 Hill-Sachs 损伤 29%～86%[3, 4]。

肩关节后脱位容易漏诊，原因多数是忽略了肩关节的检查，误认为只是肩关节软组织损伤或其他损伤[5, 6]。避免肩关节后脱位漏诊，关键是要认真询问病史，询问是否有癫痫、电击伤、精神病、低血糖病史[7]。

肩关节后脱位的主要体征是患侧肩峰前外侧角、喙突与健侧相比明显突出，后方软点饱满，外旋活动明显受限。

典型的 X 线特征是肱骨头呈灯泡征，肱骨内旋（图 5-1-6），关节盂空虚；镶边征，关节盂前缘与肱骨头间距≥6 mm；槽线征，肱骨头骨折形成垂直线（图 5-1-7）。

在处理多发伤时，医生容易将目光聚焦在开放伤、大出血、脏器损伤或骨折等显而易见的损伤，而忽略了肩关节部位的体格检查。医生要详细询问外伤过程、受伤机制，认真进行体格检查，仔细阅读影像学检查报告，参考辅助检查结果，透过现象看本质，不要被现象所蒙蔽。X 线片发现呈灯泡征，CT 三维重建可明确诊断。

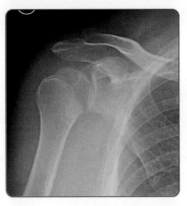

图 5-1-6　肱骨头呈灯泡征、肱骨内旋

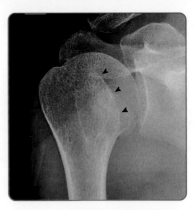

图 5-1-7　槽线征：肱骨头骨折形成的垂直线

参考文献

[1] BENHAMIDA M K，OUERTATANI M，HASAYRI I，et al. Locked posterior dislocation of the shoulder：a report of three cases [J]. Chirurgie de la main，2015，34（2）：98-101.

[2] SCHOENFELD A J，LIPPITT S B. Rotator cuff tear associated with a posterior dislocation of the shoulder in a young adult：a case report and literature review [J]. J Orthop Trauma，2007，21（2）：150-152.

[3] ROWE C R，ZARINS B. Chronic unreduced dislocations of the shoulder[J]. J Bone Joint Surg Am，1982，64（4）：494-505.

[4] ROBINSON C M，ADERINTO J. Posterior shoulder dislocations and fracture-dislocations [J]. J Bone Joint Surg Am，2005，87（3）：639-650.

[5] ESPAG M P，BACK D L，BARONI M，et al. Diagnosing shoulder dislocations：time for a change of view [J]. Ann R Coll Surg Engl，2002，84（5）：334-337.

[6] ROULEAU D M，HEBERT-DAVIES J. Incidence of associated injury in posterior shoulder dislocation：systematic review of the literature [J]. J Orthop Trauma，2012，26（4）：246-251.

[7] CICAK N. Posterior dislocation of the shoulder [J]. J Bone Joint Surg，2004，86（3）：324-332.

（黄长明　黄迅悟　刘玉杰）

第二节　产伤性肩关节后脱位

一、病情诊疗概述

患者男性，14岁。家长发现患者自幼年起双侧上肢不等长，左侧上肢较右侧上肢短。由于患者日常生活无明显障碍，上肢运动功能无明显影响，故家长没有特别重视。

随着年龄增长，双侧上肢长度不对称更加明显，引起家长注意。在当地医院准备行左上肢骨延长手术，遂来我科进一步会诊。

追问病史，患者出生时为难产，左上肢先露，助产士将左上肢牵拉出产道。

体格检查：双侧上肢不对称，左侧较右侧短缩，左肩关节外展、外旋、抬举活动轻度受限，右侧活动正常（图 5-2-1，图 5-2-2）。左肩关节前方空虚，后侧较饱满。双侧上肢感觉、肌肉力量无明显异常。

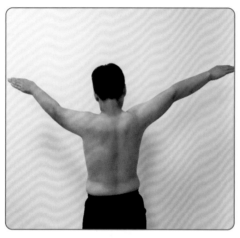 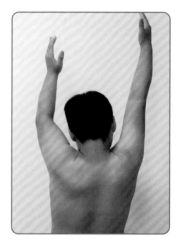

图 5-2-1　双上肢外展左侧较右侧轻度受限　　图 5-2-2　双上肢上举左侧较右侧受限明显，左侧上肢短

影像学检查：左肩关节 CT 三维重建显示肱骨头呈灯泡征（图 5-2-3），左肱骨头向后脱位（图 5-2-4）。

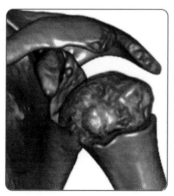 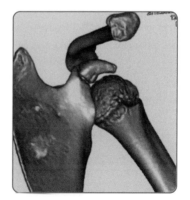

图 5-2-3　左肩关节 CT 三维重建显示左肱骨头呈灯泡征　　图 5-2-4　左肩关节 CT 三维重建显示肱骨头向后脱位

二、肩关节后脱位诊疗探索

产伤性肩关节后脱位比较少见，容易发生漏诊或误治。本例患者在当地医院就诊，

医生只是发现患者的肢体长度不对称，没有发现肩关节后脱位。当遇到儿童不明原因的陈旧性肩关节脱位时，询问母亲生产史具有重要的参考价值。如果是难产造成的肩关节脱位，要注意检查上肢的感觉、运动功能，除外臂丛神经损伤[1, 2]。

究竟是手术复位肩关节，还是采取保守治疗？虽然双上肢的长度不对称，但是左肩关节的功能并不影响日常生活，进行上肢截骨延长手术时间是不切合实际的。患者自幼年起肩关节脱位，肱骨头在这个位置已经达 14 年之久，虽然不在一个正常的解剖位置，但其肱骨头和肩盂的解剖结构和形态（包括前倾角）已经发育成熟。肩关节的功能已经适应了这样的解剖结构。如果强行手术，进行截骨矫形，纠正肩盂和肱骨头颈的角度，将会破坏其解剖结构与功能，并不能改善肩关节的功能，反而会适得其反。通过检查找出发生肢体不等长的原因，根据患者的功能情况，选择保守治疗，经多年临床观察，患者的肩关节功能不影响生活与工作。

正确的治疗来源于正确的诊断，正确的诊断来源于正确的病史资料采集、检查和分析判断。作为医者，不能头痛医头，脚痛医脚。矫形治疗的原则是下肢以稳定为主，上肢以灵活为主，其目的是功能至上。

参考文献

[1] MOUKOKO D，EZAKI M，WILKES D，et al. Posterior shoulder dislocation in infants with neonatal brachial plexus palsy [J]. J Bone Joint Surg Am，2004，86（4）：787-793.

[2] TORODE I，DONNAN L. Posterior dislocation of the humeral head in association with obstetric paralysis [J]. J Pediatr Orthop，1998，18（5）：611-615.

（刘玉杰　周　预）

第三节　注射性三角肌挛缩误诊为肩关节后脱位

一、病情诊疗概述

患者女性，28 岁，小学教师。主诉自幼年起发现双肩关节无明显诱因的内收、内旋活动受限，伴抬肩关节时弹响和肩胛骨翘起。追问患者家长，患者自幼年起经常感冒，发热合并肺炎，长期使用苯甲醇青霉素进行双侧臀部肌内注射。由于长期臀肌注射药物不能吸收，局部形成硬结，药物从注射部位渗出，改为双侧三角肌注射。5 岁时发现双上肢呈外展 20° 位，内收、内旋活动受限，双前臂不能贴近躯干，双肩关节活动僵硬。曾在多家医院诊断为双侧肩关节后脱位。

体格检查：双侧三角肌后方多处皮肤呈酒窝状凹陷（图 5-3-1）。双上肢内收位时，肩胛骨突起（图 5-3-2），肩关节活动弹响伴肩关节外展、上举活动受限。肩关节内收位活动时双上肢不能落下（图 5-3-3）。

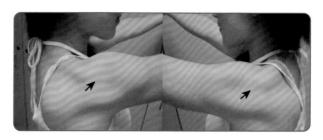

图 5-3-1　双侧三角肌后外侧区可见凹陷性挛缩带

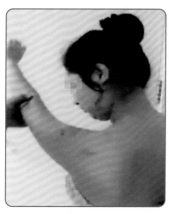

图 5-3-2　左肩关节内收活动障碍

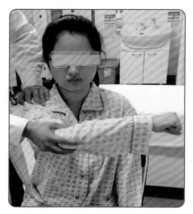

图 5-3-3　肩关节内收位右上肢
不能落下

患者行走呈外八字步态，下蹲时双髋关节弹响，双下肢不能跷二郎腿（图 5-3-4），膝下蹲活动受限（图 5-3-5）。臀部肌肉萎缩呈猴臀样改变（图 5-3-6）。X 线检查显示双肩关节解剖结构异常，似灯泡征（图 5-3-7）。

临床诊断为注射性三角肌挛缩、臀肌挛缩。全身麻醉，在关节镜下行双侧三角肌挛缩带和臀肌挛缩松解术。麻醉状态下检查双肩关节僵硬，被动活动双肩关节弹响伴弹跳感。双肩关节内收、内旋活动受限。

在肩峰下 2 cm，三角肌前、后缘作为关节镜手术入路（图 5-3-8）。关节镜下刨削、清理挛缩带脂肪纤维组织（图 5-3-9），显露肩峰下三角肌纤维挛缩带呈条索状。采用射频

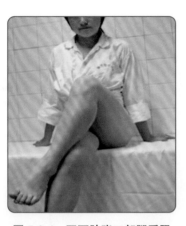

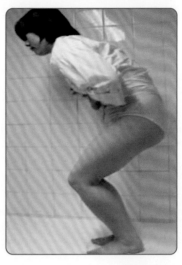

图 5-3-4　双下肢跷二郎腿受限　　　图 5-3-5　臀肌挛缩下蹲活动受限

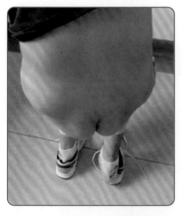

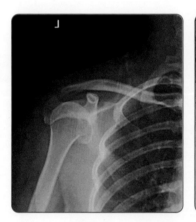

图 5-3-6　臀部变形呈猴臀样改变　　　图 5-3-7　X 线片显示双肩关节似灯泡征

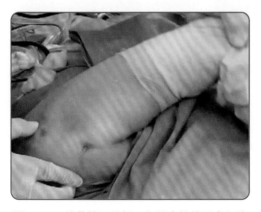

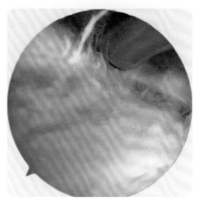

图 5-3-8　关节镜下松解三角肌挛缩的手术入路　　　图 5-3-9　清理三角肌挛缩带表面
脂肪纤维组织，制作关节镜
手术工作腔隙

等离子刀沿肩峰后下缘三角肌附着处切断挛缩带，保留肌肉组织（图 5-3-10），沿肩峰后下缘松解三角肌后束挛缩带（图 5-3-11）。术后进行功能康复训练。术前三角肌挛缩（图 5-3-12）与术后比较（图 5-3-13），术后半年显示三角肌丰满，已经恢复正常，肩关节外展、外旋、内收和内旋无受限，肩关节各方向活动度与功能恢复正常。

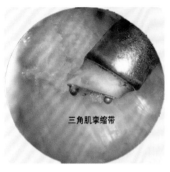 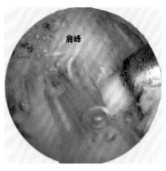 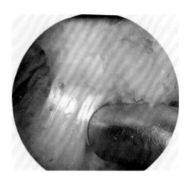

图 5-3-10　关节镜下使用射频等离子刀松解肩峰下三角肌挛缩带　　图 5-3-11　沿肩峰后下缘松解
三角肌后束挛缩带

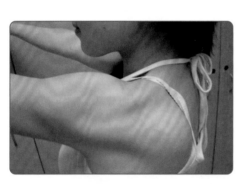 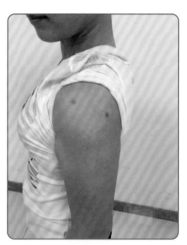

图 5-3-12　术前三角肌挛缩皮肤凹陷症　　图 5-3-13　术后三角肌外形饱满，
功能恢复正常

二、诊疗误区与对策

注射性臀肌挛缩常见，但注射性三角肌挛缩比较少见，多数人对本病认识不足。患者多为幼年时因经常感冒发热发生肺炎或患有其他慢性疾病，长期、多次肌内注射苯甲醇青霉素所致。对于臀肌挛缩就诊者，接诊时一定要注意询问既往有无三角肌注射史，检查肩关节有无挛缩表现[1-3]。

由于三角肌后束挛缩，肩关节长期处于外展、外旋状态，影响肩关节内收、内旋功能，肩关节 X 线片显示呈灯泡征，容易误诊为肩关节后脱位。CT 三维重建和 MRI 有助于鉴别诊断[3]。

手术过程中，沿肩峰缘三角肌附着处用射频等离子刀切断，不要随意切除三角肌肌肉组织，注意肩峰以远 4 cm 处有腋神经通过，手术松解时应注意避让，以免损伤。术后进行肩关节各个方向的被动活动，通过肩关节推拿、松解，解除细小的纤维挛缩束带，直至肩关节各个方向活动无受限为止。术后指导患者加强肩关节功能训练，有助于早期功能康复。

参考文献

[1] KO J Y, AN K N, YAMAMOTO R. Contracture of the deltoid muscle. Results of distal release [J]. J Bone Joint Surg Am, 1998, 80（2）: 229-238.

[2] OGAWA K, INOKUCHI W, NANIWA T. Subacromial impingement associated with deltoid contracture, a report of two cases [J]. J Bone Joint Surg Am, 1999, 81（12）: 1744-1746.

[3] OGAWA K, TAKAHASHI M, NANIWA T. Deltoid contracture: MR imaging features [J]. Clin Radiol, 2001, 56（2）: 146-149.

（刘玉杰 薛 静）

本章小结

要避免肩关节后脱位漏诊，关键是认真询问病史，尤其应询问有无癫痫、电击伤病史。同时认真进行体格检查，做必要的辅助检查，并仔细阅读 X 线片。当出现灯泡征时，进行 CT 或 MRI 检查，即可明确诊断。

产伤性肩关节后脱位比较少见，容易发生漏诊或误治。当遇到儿童不明原因的陈旧性肩关节脱位时，应询问母亲生产史，具有重要的参考价值。如果因难产造成肩关节脱位，要注意检查上肢的感觉、运动功能，除外臂丛神经损伤。

注射性三角肌挛缩，由于三角肌后束挛缩，肩关节长期处于外展、外旋状态，影响肩关节内收和内旋功能，肩关节 X 线片显示呈灯泡征，容易误诊为肩关节后脱位。CT 三维重建有助于鉴别诊断。

第六章

锁骨骨折

本章导读

本章重点介绍陈旧性锁骨骨折并发臂丛神经迟发性麻痹、锁骨远端骨折漏诊与误诊、锁骨远端骨折袢钢板悬吊固定失误病例，分析其发生原因，提出了注意锁骨远端骨折喙锁间钛缆坚强内固定的相关并发症和袢钢板悬吊固定术后注意事项及失败后翻修方法。

第一节　陈旧性锁骨骨折并发臂丛神经迟发性麻痹

一、病情诊疗概述

患者男性，64岁，5个月前不慎摔伤致左锁骨骨折，行保守治疗。近期自觉左上肢麻木、酸胀不适，屈肘、上举、外展无力。左手皮肤感觉迟钝，拇指、示指、中指掌侧，拇指、示指背侧及虎口处皮肤感觉减退。

体格检查：左锁骨中段骨性隆起，近端向上翘起，锁骨骨折断端下方蒂内尔征（+）。左上肢肌肉较对侧萎缩。左肩关节前屈、外展和伸腕力弱。左拇指外展、内收、对掌功能未见异常。肱二头肌反射（－），肱三头肌反射（－），夹纸试验（－），左屈腕肌力4-级，伸腕肌力4级，屈肘肌力3+级，伸肘肌力3+级，耸肩肌力5级，肩关节外展、内收肌力3级，内旋、外旋肌力3级，前屈、后伸肌力3级，左手握力5级。

肌电图检查：感觉神经传导速度（SCV）左侧正中神经、尺神经感觉传导波幅降低；运动神经传导速度（MCV）左侧正中神经运动传导波幅较右侧偏低。F-波检测：左侧正中神经F-波潜伏期较右侧延长。

影像学检查：CT三维重建显示锁骨骨折断端移位，畸形愈合，骨折端骨痂形成（图6-1-1），MRI显示臂丛神经根结构清晰，神经走行连续，锁骨骨折断端下方信号异常，骨折端压迫臂丛神经（图6-1-2）。

全身麻醉下探查，发现骨折断端骨痂压迫臂丛神经，清除增生的骨痂和瘢痕组织，探查、松解臂丛神经，将锁骨骨折解剖复位钢板螺钉固定，术后X线片显示骨折对位、对线良好（图6-1-3）。2周后左手麻木逐渐消失，左上肢感觉、运动功能逐渐恢复正常。

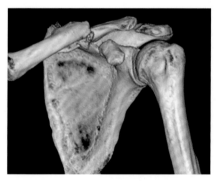

图 6-1-1　CT 三维重建显示锁骨骨折断端移位，畸形愈合

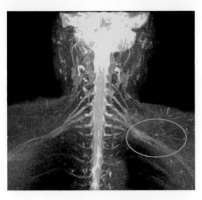

图 6-1-2　MRI 显示左侧锁骨骨折区
臂丛神经信号异常

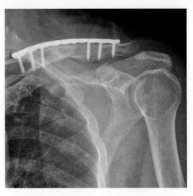

图 6-1-3　术后 X 线检查显示锁骨
骨折对位、对线良好

二、诊疗体会

　　锁骨骨折应注意是否合并臂丛神经或血管损伤。因臂丛神经走行至上臂之前经过斜角肌三角和肋锁间隙，可能会因移位的锁骨骨折断端或上肢牵拉造成臂丛神经受伤。肥大的骨痂或锁骨骨不连撞击锁骨下方的臂丛神经造成延迟损伤，较为罕见 [1-3]。Rowe[4] 统计了 690 例锁骨骨折病例，只有 2 例并发迟发性神经、血管症状。锁骨骨折并发迟发性臂丛神经损伤可发生于骨折后的数周、数月或数年。锁骨骨折不连肥大的骨痂常压迫臂丛神经内侧束，也可以造成臂丛神经后束受压，一旦发生迟发性臂丛神经麻痹，应高度怀疑骨痂压迫所致，CT 三维重建有助于明确诊断。一旦确诊，应尽快施行臂丛神经探查减压，切除骨痂，行骨折复位内固定术。

参考文献

[1] KARAHANOGLU E，KASAPOGLU T，OZDEMIRCI S，et al. Risk factors for clavicle fracture concurrent with brachial plexus injury [J]. Arch Gynecol Obstet，2016，293（4）：783-787.

[2] SAITO T，MATUSMURA T，TAKESHITA K. Brachial plexus palsy after clavicle fracture：3 cases [J]. J Shoulder Elbow Surg，2020，29（2）：e60-e65.

[3] VENKATRAMANI H，BHARDWAJ P，RAJA S，et al. Floating shoulder injury resulting in delayed onset of infraclavicular brachial plexus palsy [J]. J Hand Surg Asian Pac Vol，2020，25（4）：499-503.

[4] ROWE C R. An atlas of anatomy and treatment of midclavicular fractures [J]. Clin Orthop Relat Res，1968，58：29-42.

（刘玉杰　王俊良　黄长明）

第二节　锁骨远端骨折误区与对策

一、病情诊疗概述

（一）病例1：锁骨远端骨折漏诊

患者男性，29岁，跑步摔倒致左肩疼痛，活动受限1天。X线片显示左锁骨远端骨皮质不规则（图6-2-1），行保守治疗。患者于伤后5天再次就诊，左肩关节疼痛、肿胀明显加重，肩关节活动受限，皮肤有紫色瘀斑，锁骨远端压痛（++），有弹跳感。CT三维重建显示锁骨远端骨折，断端移位、翘起（图6-2-2）。患者入院，行手术治疗。

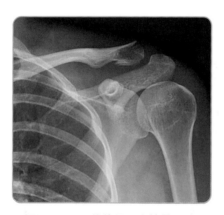

图6-2-1　X线片显示左锁骨远端
骨皮质不规则

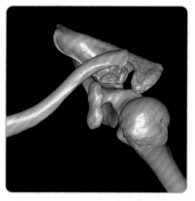

图6-2-2　CT三维重建显示左锁骨
远端骨折，断端移位、翘起

（二）病例2：锁骨远端骨折保守治疗失效

患者男性，30岁，骑自行车摔倒，左肩着地，因局部肿胀、疼痛伴活动受限7天就诊。X线片显示左锁骨远端骨折无明显移位（图6-2-3），行左上肢悬吊固定保守治疗。伤后1周左肩CT三维重建显示左锁骨远端骨折伴移位（图6-2-4）。入院后行锁骨远侧骨折钢板内固定及喙锁间钛缆固定术（图6-2-5）。

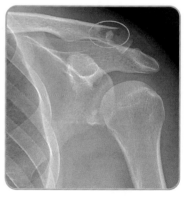

图6-2-3　X线片显示左锁骨远端
骨折无明显移位

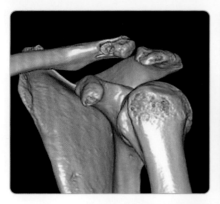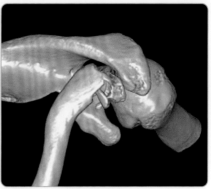

图 6-2-4　CT 三维重建提示左锁骨远端骨折伴移位

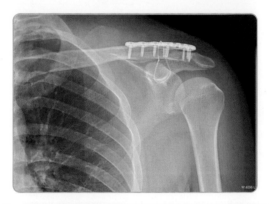

图 6-2-5　术后 X 线片显示左锁骨远端骨折钢板和喙锁间钛缆固定

（三）病例 3：锁骨远端骨折钛缆固定术后切割喙突

患者男性，39 岁，因右肩外伤后疼痛、活动受限 2 天就诊。X 线片显示右锁骨远端骨折（图 6-2-6），CT 三维重建显示右锁骨远端骨折，骨折端发生移位（图 6-2-7）。行手术切开复位，锁骨远端钢板螺钉内固定和喙锁间钛缆固定术（图 6-2-8）。术后 1 年复查，右肩关节功能良好，X 线与 CT 三维重建显示右锁骨远端骨折已经愈合，钛缆切割喙突（图 6-2-9）。

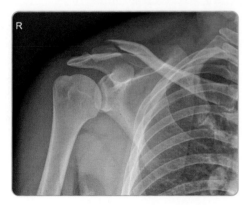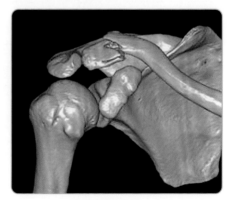

图 6-2-6　X 线片显示右锁骨远端骨折，近　　图 6-2-7　CT 三维重建显示右锁骨远端骨
　　　　　端向上移位　　　　　　　　　　　　　　　　折移位

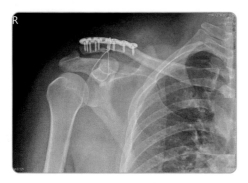
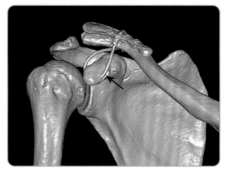

图 6-2-8　钛缆钢板螺钉固定术后 X 线片显
示骨折解剖复位

图 6-2-9　术后 1 年 CT 三维重建显示骨
折愈合，钛缆切割喙突

（四）病例 4：锁骨远端骨折钛缆固定断裂

患者女性，39 岁，因左肩关节外伤后疼痛、活动受限 1 天就诊。X 线片与 CT 三维重
建显示左锁骨远端粉碎性骨折（图 6-2-10）。入院后，切开复位行钢板和钛缆喙锁间内固
定术（图 6-2-11）。术后 X 线片显示骨折复位和内固定良好（图 6-2-12）。术后 4 个月 X
线片显示钛缆断裂，骨折无移位，锁骨骨折愈合（图 6-2-13），肩关节功能正常，行内固
定物取出术（图 6-2-14）。

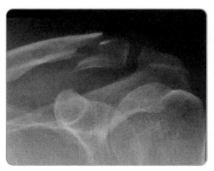
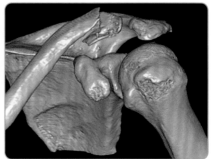

图 6-2-10　X 线片和 CT 三维重建显示左锁骨远端骨折，近端移位

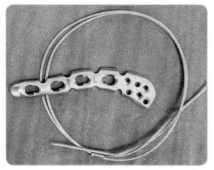
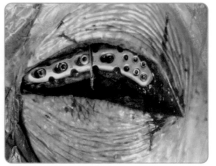

图 6-2-11　内固定材料与锁骨复位内固定后情况

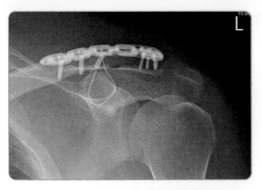

图 6-2-12 术后 X 线片显示骨折复位

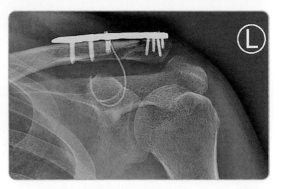

图 6-2-13 术后 4 个月钛缆断裂，骨折线模糊

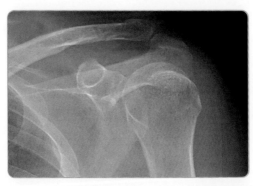

图 6-2-14 术后 1 年骨折愈合良好，内固定物取出

（五）病例 5：喙锁间钛缆固定断裂失效

患者男性，47 岁，左肩外伤后疼痛、活动受限 1 个月，诊断为左肩关节软组织损伤，行保守治疗无效。1 个月后门诊 X 线检查显示锁骨远端粉碎性骨折（图 6-2-15）。入院后行锁骨骨折复位钢板和钛缆喙锁间内固定术（图 6-2-16）。术后 4 个月 X 线检查显示钛缆断裂，骨折未愈合（图 6-2-17），行翻修术。

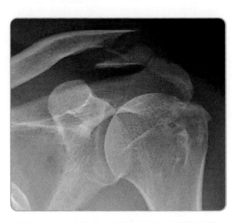

图 6-2-15 术前 X 线片显示左锁骨远端
粉碎性骨折移位

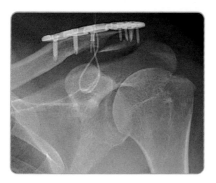

图 6-2-16　术后 X 线片显示锁骨远端骨折块移位

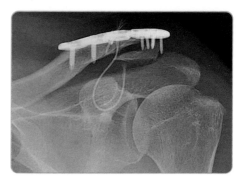

图 6-2-17　术后 4 个月 X 线片显示钛缆断裂，骨折块移位

二、锁骨远端骨折诊疗误区与对策

锁骨远端骨折骨折块较小，内侧端向后移位后骨折端重叠，常规肩关节 X 线片难以发现骨折或移位。一旦怀疑远端骨折，须行 CT 三维重建检查，可以明确锁骨远端骨折和少见的锁骨双极骨折（图 6-2-18），以免漏诊、延误治疗。

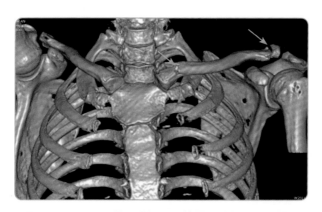

图 6-2-18　CT 三维重建提示左锁骨近端与远端双骨折

锁骨远端骨折占锁骨骨折的 12% ~ 15%[1, 2]，其不愈合率为 30%[3, 4]。Neer[5, 6] 将锁骨远端骨折分为五型（图 6-2-19），其中 Ⅱ B 型锁骨远端骨折，失去喙锁韧带的稳定作用，锁骨骨折近端受胸锁乳突肌和斜方肌的牵拉，发生向上、向后移位，而骨折远端受肢体重力或胸大肌、胸小肌和背阔肌的影响，发生向下、向内移位。骨折断端比邻肩锁关节，骨折近端受斜方肌牵拉，骨折断端移位，保守治疗骨折发生移位。锁骨远端粉碎性骨折向后移位，X 线片难以发现骨折移位，容易发生漏诊和误诊。CT 三维重建有助于明确骨折移位，避免漏诊和延误治疗。

锁骨远端骨折不仅应考虑骨折类型，还要注意肩锁韧带、喙锁韧带损伤。陈旧性骨

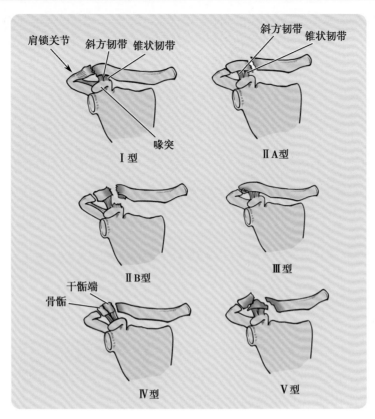

图 6-2-19　Neer 锁骨远端骨折分型

折断端要进行新鲜化处理后解剖复位钢板内固定，以免发生骨不连或内固定失败。锁骨远端多为粉碎性骨折，采用钢板螺钉固定，螺钉一定要穿透对侧骨皮质，避免螺钉钉入骨折间隙，影响愈合。喙锁间钛缆固定虽然可以弥补肩锁韧带和喙锁韧带损伤的问题，骨折未愈合前患肢过早活动，喙锁间钛缆微动与摩擦喙突，将会发生切割骨折或钛缆断裂。因此，术后早期应注意患肩制动，患肢采用外展支具制动，避免肢体下垂重力对骨折的干扰。

参考文献

[1] NORDQVIST A，PETERSSON C. The incidence of fractures of the clavicle [J]. Clin Orthop Relat Res，1994，300：127-132.

[2] HERSCOVICI D，SANDERS R，DIPASQUALE T，et al. Injuries of the shoulder girdle [J]. Clin Orthop Relat Res，1995，318：54-60.

[3] ROBINSON C M，CAIRNS D A. Primary nonoperative treatment of displaced lateral fractures of the clavicle [J]. J Bone Joint Surg Am，2004，86（4）：778-782.

[4] EDWARDS D J，KAVANAGH T G，FLANNERY M C. Fractures of the distal clavicle：a case for fixation [J]. Injury，1992，23（1）：44-46.

[5] NEER C S. Fracture of the distal clavicle with detachment of the coracoclavicular ligaments in adults [J]. J Trauma，1963，3（2）：99-110.

[6] NEER C S. Fractures of the distal third of the clavicle [J]. Clin Orthop Relat Res，1968，58：43-50.

（黄长明　刘玉杰）

第三节　锁骨远端骨折喙锁间袢钢板悬吊固定失误与对策

一、病情诊疗概述

患者男性，55岁，左肩外伤3小时，诊断为左锁骨远端骨折（图6-3-1）。入院后行锁骨远端骨折钢板内固定及关节镜辅助下喙锁间袢钢板悬吊固定术（图6-3-2）。因右手功能障碍，患者术后日常生活均使用左手，术后6周左肩部疼痛伴台阶状隆起，复查X线片，显示左锁骨远端骨折移位（图6-3-3）。

入院行翻修术，术中探查发现钢板的袢断裂（图6-3-4），改用钩钢板固定（图6-3-5）。

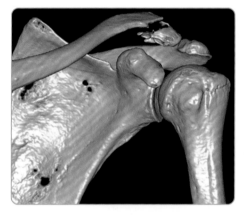

图6-3-1　CT三维重建显示左锁骨远端粉碎性骨折，近端向后上移位

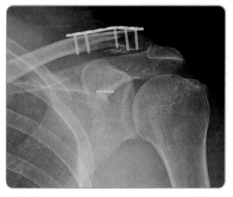

图6-3-2　术后X线片显示中间螺钉位于骨折间隙

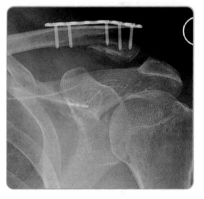

图6-3-3　术后6周X线片显示骨折移位

术后X线片显示钩钢板固定牢靠（图6-3-6）。左肩关节功能恢复良好，锁骨远端骨折愈合（图6-3-7），1年后入院行锁骨钩钢板取出术（图6-3-8），术中肩关节镜探查发现锁骨钩钢板致肩峰骨质磨损呈沟槽状（图6-3-9）。

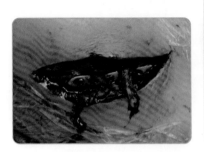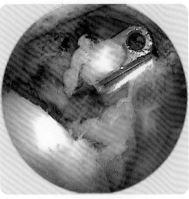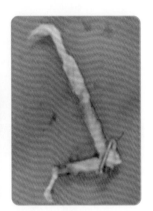

图 6-3-4　钢板袢断裂

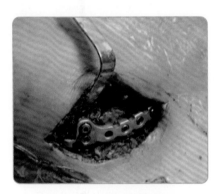

图 6-3-5　采用钩钢板固定

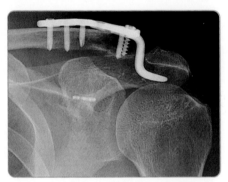

图 6-3-6　翻修术后X线片显示骨折复位

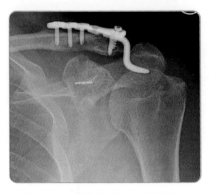

图 6-3-7　翻修术后1年骨折愈合

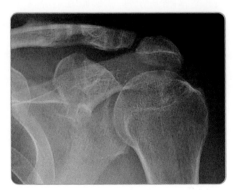

图 6-3-8　X线片显示内固定物取出后
　　　　　骨折愈合良好

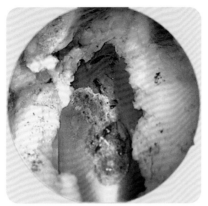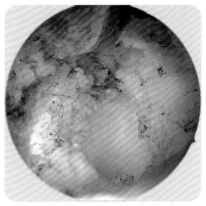

图 6-3-9   肩关节镜探查发现锁骨钩钢板致肩峰骨质磨损呈沟槽状

二、锁骨远端骨折喙锁间袢钢板悬吊固定失误与对策

锁骨远端骨折采用钢板或喙锁间袢钢板悬吊固定是国内外学者常用的术式[1, 2]，术后袢断裂比较少见。袢断裂的原因可能与早期过度运动有关。尽管袢具有良好的力学性能，但反复的微动与磨损容易造成袢断裂。术后应加强宣传教育，4 ~ 6 周内尽可能避免术侧过早负重。

如何治疗锁骨远端骨折仍有争议，锁骨钩钢板有特有的并发症，建议尽量少用，只有当合并喙突骨折或喙突袢钢板固定失效时作为替补使用。选用锁骨钩钢板固定治疗肩锁关节骨折脱位，由于肩峰微动，钩钢板磨损肩峰下骨质，甚至有的发生肩峰骨折。因此，骨折愈合后应尽早取出钢板螺钉。

锁骨远端骨折（图 6-3-10）采用袢钢板固定或喙锁间固定，建立锁骨与喙突隧道十分重要，锁骨和喙突隧道孔破裂往往是造成手术失败的原因。术中要合理使用瞄准器，注意隧道的方向[3]。反复多次钻孔容易造成锁骨喙突的骨隧道扩大，发生喙突骨折或袢钢板脱位固定失效（图 6-3-11）。因此，采用关节镜辅助下喙突锁骨间双重固定可提高骨折愈合率，减少并发症。

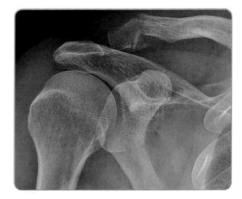

图 6-3-10   X 线片显示右锁骨远端骨折

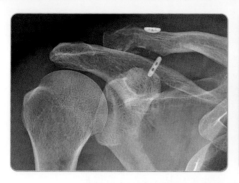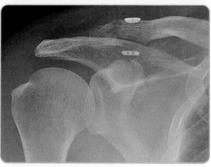

图 6-3-11　术后 X 线片显示喙突侧袢钢板脱出隧道外

参考文献

[1] KRAUS N，STEIN V，GERHARDT C，et al. Arthroscopically assisted stabilization of displaced lateral clavicle fractures with coracoclavicular instability [J]. Arch Orthop Trauma Surg，2015，135(9)：1283-1290.

[2] SAJID S，FAWDINGTON R，SINHA M. Locking plates for displaced fractures of the lateral end of clavicle：potential pitfalls [J]. Int J Shoulder Surg，2012，6（4）：126-129.

[3] JOEL V F，DAVID C，ELIFHO O，et al. Biomechanical evaluation of effect of coracoid tunnel placement on load to failure of fixation during repair of acromioclavicular joint dislocations [J]. Arthroscopy，2012，28（9）：1230-1236.

（黄长明　傅仰攀　刘玉杰）

本章小结

　　锁骨中段骨折应注意是否合并臂丛神经或血管损伤。因臂丛神经走行至上臂之前经过斜角肌三角和肋锁间隙，可能会因移位的锁骨骨折断端或上肢牵拉造成臂丛神经损伤。详细检查是避免漏诊的关键。

　　锁骨远端骨折易误诊、漏诊，术前除常规 X 线检查外，CT 三维重建对诊断与骨折分型至关重要。锁骨远端骨折采用喙锁间坚强钛缆固定，易发生钛缆切割喙突、钛缆断裂等并发症。术后早期应注意患肩制动，患肢采用外展支具制动，避免肢体下垂，可减少术后内固定并发症的发生。

　　锁骨远端骨折采用钢板或喙锁间袢钢板悬吊固定是国内外学者常用的术式，术后袢断裂比较少见，其原因可能与早期过度运动有关。锁骨钩钢板有特有的并发症，建议尽量少用，只有当合并喙突骨折或喙突袢钢板固定失效时作为替补使用。关节镜辅助下行喙突锁骨间双重固定可提高骨折愈合率，减少并发症。

第七章

肩锁关节骨折脱位

本章导读

本章重点介绍以下 4 个方面的内容。

1. 通过肩锁关节与胸锁关节脱位误诊、漏诊病例介绍，分析肩锁关节与胸锁关节脱位误诊、漏诊的原因，提出诊疗对策。

2. 分析肩锁关节脱位使用钩钢板固定可能出现的并发症，并结合病例对并发症进行阐述，提出减少并发症的手术方法与对策。

3. 通过肩锁关节脱位喙锁间固定发生并发症的病例，阐述喙锁间固定出现锁骨骨折、隧道扩大等并发症的原因，提出双固定或双束重建技术，以减少术后并发症。

4. 通过关节镜下肩锁关节喙锁间固定术后发现胸小肌肌腱变异，结合相关文献复习，着重分析胸小肌肌腱变异发生率、分型，以及如何利用胸小肌肌腱加强喙锁韧带重建。

第一节 肩锁关节与胸锁关节脱位诊疗误区与对策

一、病情诊疗概述

（一）病例 1：肩锁关节脱位

患者男性，65 岁，摔倒致右肩关节疼痛、活动受限 5 天。

体格检查：右肩锁关节肿胀，上肢外展、上举活动受限，肩锁关节压痛伴浮动感（图 7-1-1），右上臂内收时锁骨外缘隆起（图 7-1-2）。右肩关节正位 X 线片未发现骨折和脱位（图 7-1-3A），右上臂内收位肩关节 X 线片显示右肩锁关节脱位（图 7-1-3B、C）。

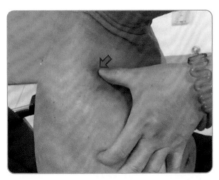
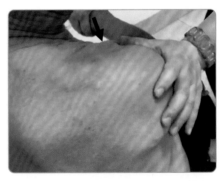

图 7-1-1　右肩锁关节压痛伴浮动感　　　　图 7-1-2　右上臂内收位锁骨外缘隆起

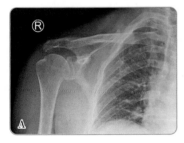
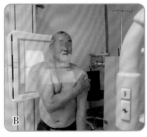
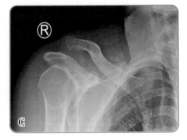

图 7-1-3　肩锁关节脱位 X 线检查

A. 正位 X 线片未见异常；B. 右上臂内收位 X 线检查体位；C. 右上臂内收位 X 线片显示肩锁关节脱位

（二）病例2：胸锁关节脱位

患者男性，56岁，骑电动自行车时与汽车相撞，左肩关节及胸部疼痛、上肢活动受限2周。

体格检查：左肩锁关节轻度肿胀、压痛，肩锁关节无空虚感。胸锁乳突肌右侧清楚，左侧凹陷（图7-1-4），肩关节外展、上举活动受限（图7-1-5）。X线片显示锁骨与胸锁关节未见异常（图7-1-6）。CT三维重建显示左胸锁关节后脱位（图7-1-7）。

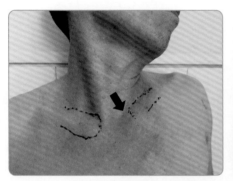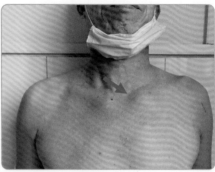

图7-1-4 胸锁乳突肌右侧清楚，左侧凹陷

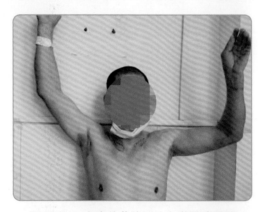

图7-1-5 左肩关节外展、上举活动受限

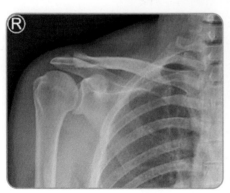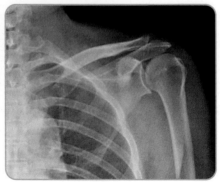

图7-1-6 双肩正位X线片显示双肩关节及胸锁关节未见异常

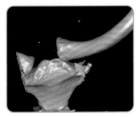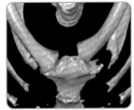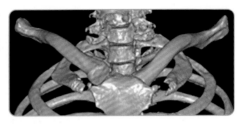

图 7-1-7　CT 三维重建显示左胸锁关节后脱位

全身麻醉下行开放手术探查，发现左胸锁关节后脱位，用巾钳向上提拉锁骨，撬拨锁骨内缘，使胸锁关节复位（图 7-1-8）。在胸骨植入 2 枚锚钉，锁骨钻取骨道，将缝线分别穿入骨道，缝线呈 8 字形打结固定胸锁关节（图 7-1-9），缝合修复胸锁关节囊。

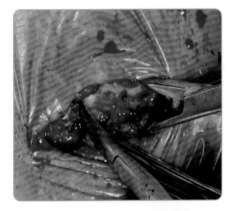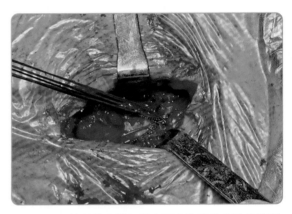

图 7-1-8　用巾钳向上提拉锁骨，　　　　图 7-1-9　使用缝合锚钉缝合固定胸锁关节及关节囊
　　　　撬拨胸锁关节，使胸锁关节复位

二、肩锁关节与胸锁关节脱位漏诊原因分析

胸锁关节和锁骨内侧骨折脱位少见，占肩关节损伤的 1.2% ~ 4%，胸锁关节脱位仅占全身脱位的 1%[1, 2]。胸锁关节前脱位明显多于后脱位，两者比例为 20 ： 1，后脱位文献多为个案报道，极易发生误诊、漏诊[3]。胸锁关节是连接上肢与躯干的唯一关节，由锁骨内侧端、胸骨柄的锁切迹和相邻的第一肋软骨面组成马鞍状关节。锁骨内侧骨化中心完全骨化在 18 ~ 20 岁，直至 23 ~ 25 岁才完全融合[4]。由于特殊的解剖特点，青少年胸锁关节损伤常伴锁骨内侧骨折和胸锁关节后脱位。胸锁关节是全身最不稳定的关节[4]，锁骨内侧端关节面呈倾斜状，50% 的关节面与胸骨关节面接触，两关节面间有软骨盘。尽管存在这种不稳定性，但胸锁关节很少发生脱位，其稳定性主要靠前后胸锁韧带、肋锁韧带和锁骨间韧带等保护[4, 5]。胸锁关节后脱位常发生于机动车车祸损伤，间接暴力少见。直接暴力作

用于锁骨前内侧，将锁骨推向胸骨后进入纵隔。肩部前向挤压和旋转可导致同侧胸锁关节后脱位[6]。如果暴力加大，可造成同侧肩锁关节脱位，临床上易发生误诊、漏诊[7]。

Rockwood[8]将肩锁关节脱位分为六型：Ⅰ型肩锁韧带部分撕裂，但仍保持完整，喙锁韧带完整，肩锁关节稳定，X线片正常。Ⅱ型：肩锁韧带断裂，喙锁韧带损伤，X线片显示肩锁关节间隙轻度增宽并有纵向分离，喙锁间隙轻度增大。Ⅲ型：肩锁韧带和喙锁韧带均断裂。三角肌和斜方肌附着点撕裂，锁骨远端水平面和垂直面上均不稳定，X线片显示锁骨远端移位明显，喙锁间隙增大 25% ~ 100%。Ⅳ型：肩锁韧带和喙锁韧带均断裂，三角肌和斜方肌筋膜破裂，锁骨后移，穿透斜方肌发生移位，肩锁关节隆起。X线片显示喙锁间隙增大，腋位X线片显示锁骨远端后移。Ⅴ型：肩锁韧带和喙锁韧带均断裂，三角肌和斜方肌筋膜破裂。锁骨远端水平面和垂直面上均不稳定，但锁骨远端移位更加严重。X线片可见喙锁间隙增大 100% ~ 300%。Ⅵ型：肩锁韧带和喙锁韧带均断裂，锁骨远端移位到喙突或肩峰下，可伴有臂丛神经或血管损伤。X线片显示锁骨远端位于肩峰或喙突下，喙锁间隙小于正常侧（图 7-1-10）。

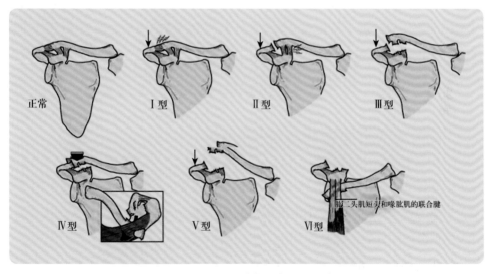

图 7-1-10　Rockwood 肩锁关节脱位分类示意图

Rockwood Ⅲ型肩锁关节脱位临床上易漏诊，当肩锁关节处压痛明显，有轻度浮动感，常规 X 线检查未发现脱位时，应加拍上臂交叉内收位的 X 线片或双手提重物应力位的双肩关节正位 X 线片（图 7-1-11），有助于明确诊断，避免漏诊。

胸锁关节后脱位患者通常主诉胸骨后疼痛或锁骨区疼痛，部分可放射到颈部，甚至对侧上臂[9]。如压迫纵隔、气管、食管或血管，可表现为呼吸困难、吞咽困难及血液循环障碍等症状。临床上体格检查仅见局部肿胀、压痛，难以触及胸锁关节空虚感，局部畸形少见。

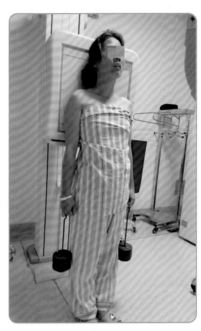

图 7-1-11　双上肢负重位双肩关节正位 X 线片拍摄体位

常规标准的 X 线检查不易发现，如高度怀疑脱位，需要向胸骨柄处 40° 位投照特殊角度 X 线片（Rockwood 和 Heinig 位）[8, 10]。CT 三维重建对诊断胸锁关节后脱位十分重要。MRI 用于评估韧带损伤和脱位与纵隔组织的关系。

三、胸锁关节后脱位的治疗

由于后方有重要的组织结构，胸锁关节后脱位手法复位必须有心胸外科医生在场[8, 11]。手法复位容易再脱位，难以维持正常的解剖关系。如果压迫食管、气管及颈胸部血管和神经，发生严重的并发症，需要手术治疗[11]。

胸锁韧带对于维持关节稳定性极为重要。手术治疗胸锁关节脱位及周围骨折时，应特别注意修复与重建胸锁韧带结构，恢复肩关节的正常解剖与功能。

采用克氏针张力带钢丝固定法可能会出现克氏针移动，有损伤后方血管、神经和进入胸腔的风险。因胸锁关节为微动关节，钢板固定可能导致钢板松动甚至断裂。缝合锚钉修复技术目前备受关注[6, 12]。

综上所述，Rockwood III 型肩锁关节脱位易发生漏诊，上臂交叉内收搭肩 X 线片正位或双上肢负重肩关节正位 X 线片有利于诊断。胸锁关节后脱位少见，X 线检查难以发现，为避免误诊、漏诊，胸锁关节和肩锁关节 CT 三维重建有助于明确诊断。采用切开复位，锚钉缝合修复重建胸锁关节囊和韧带为目前最佳的治疗方法。

参考文献

[1] MEDVECKY M J，ZUCKERMAN J D. Sternoclavicular joint injuries and disorders[J].Instr Course Lect，2000，49：397-406.

[2] RUDZKI J R，MATAVA M J，PALETTA G A. Complications of treatment of acromioclavicular and sternoclavicular joint injuries[J]. Clin Sports Med，2003，22（2）：387-405.

[3] BRINKER M R，BARTZ R L，REARDON P R，et al. A method for open reduction and internal fixation of the unstable posterior sternoclavicular joint dislocation[J]. J Orthop Trauma，1997，11（5）：378-381.

[4] COPE R. Dislocations of the sternoclavicular joint[J]. Skel Radiol，1993，22（4）：233-238.

[5] HIDALGO OVEJERO A M，GARCIA MATA S，SANCHEZ VILLARES J J，et al. Posterior sternoclavicular dislocation，report of two cases[J]. Acta Orthop Belg，2003，69（2）：188-192.

[6] MORELL D J，THYAGARAJAN D S. Sternoclavicular joint dislocation and its management：a review of the literature[J]. World Journal of Orthopedics，2016，7（4）：244-250.

[7] AO R，ZHU Y，ZHOU J，et al. Locking plate for treating traumatic sternoclavicular joint dislocation：a case series[J]. BMC Musculoskeletal Disorders，2018，19（1）：7.

[8] ROCKWOOD C A. Dislocations of the sternoclavicular joint. In：EVAN E B. American Academy of Orthopaedic Surgeons Instructional Course lectures.vol 24[M]. St Louis：CV Mosby，1975：144-159.

[9] SALGADO R A，GHYSEN D. Post-traumatic posterior sternoclavicular dislocation：case report and review of the literature[J].Emerg Rad，2002，9（6）：323-325.

[10] HEINIG C F. Retrosternal dislocation of the clavicle：early recognition，X-ray diagnosis and management[J]. J Bone Joint Surg Am，1968，50（4）：830.

[11] WATERS P M，BAE D S，KADIYALA R K.Short-term outcomes after surgical treatment of traumatic posterior sternoclavicular fracture-dislocations in children and adolescents[J]. J Pediatr Orthop，2003，23（4）：464-469.

[12] WIDODO W，FAHRUDHIN M，KAMALA F. Joint reconstruction using sternocleidomastoid tendon autograft as a treatment for traumatic posterior dislocation of sternoclavicular joint：a case report[J]. Trauma Case Reports，2018，18：8-16.

（黄长明　刘玉杰）

第二节　肩锁关节脱位钩钢板固定手术并发症与对策

一、病情诊疗概述

患者男性，56 岁。摔伤致左肩锁关节脱位，在外院行切开复位钩钢板锁骨内固定术，切口一期愈合。术后肩关节活动受限，疼痛难忍，影响睡眠。肩关节 X 线片显示肩峰下骨面磨损（图 7-2-1），CT 三维重建显示肩锁关节复位良好（图 7-2-2）。

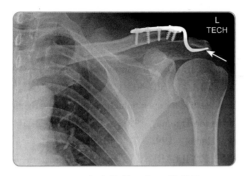

图 7-2-1　左肩关节正位 X 线片显示钩钢板磨损肩峰

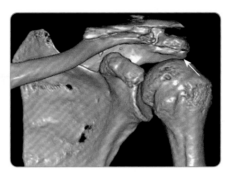

图 7-2-2　左肩关节 CT 三维重建显示左肩锁关节复位良好

术后 5 个月，行关节镜清理、钩钢板取出术。术中发现肩峰下瘢痕增生包绕钩钢板（图 7-2-3），肩峰下骨质磨损呈沟槽状缺损（图 7-2-4）。将钩钢板取出，术后 X 线片显示左肩锁关节位置正常（图 7-2-5）。

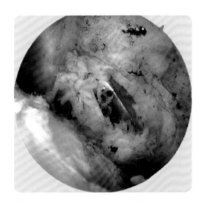

图 7-2-3　肩峰下瘢痕增生包绕钩钢板

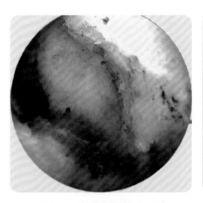

图 7-2-4　肩峰下被钩钢板磨损呈沟槽状骨缺损

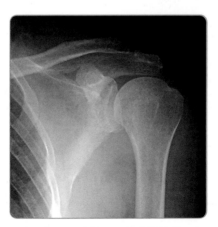

图 7-2-5　术后 X 线片显示左肩锁关节位置正常

出院 4 个月后抱孩子时，患者再次出现左肩部疼痛、畸形。左肩关节 X 线片显示左肩锁关节脱位（图 7-2-6）。入院行肩关节镜下肩锁关节复位喙锁间悬吊袢钢板内固定、半腱肌腱喙锁韧带重建术（图 7-2-7）。术后 X 线片显示左肩锁关节复位良好（图 7-2-8），肩关节功能恢复正常。

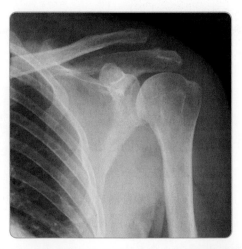

图 7-2-6　术后 4 个月左肩关节正位 X 线片显示左肩锁关节钩钢板取出后再脱位

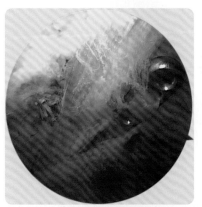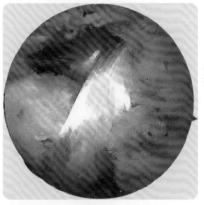

图 7-2-7　关节镜下显示喙锁间袢钢板悬吊固定，喙锁韧带采用肌腱重建

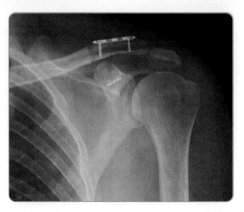

图 7-2-8　再次手术后左肩关节正位 X 线片显示左肩锁关节复位良好

二、肩锁关节脱位诊疗失误与对策

肩锁关节脱位常为直接暴力所致。Rockwood[1]将肩锁关节脱位分为六型：Ⅰ型、Ⅱ型损伤，喙锁韧带未完全断裂（即肩锁关节半脱位），可采用手法复位外固定治疗，术后4周去除外固定，开始功能锻炼，可取得较好疗效。Ⅲ型损伤可先尝试非手术治疗，失败后再行手术治疗[2, 3]。Ⅲ型以上的损伤应手术治疗，有助于早期功能康复。

钩钢板固定肩锁关节是以往常用的手术方式，利用锁骨钩钢板对肩峰产生上撬应力，为肩锁关节提供相对稳定的生物力学，钩钢板固定治疗急性肩锁关节脱位是常规选择的方法之一。随着对钩钢板固定研究的深入，临床发现钩钢板固定的常见并发症有钩钢板脱位（图7-2-9）、钩钢板钩长造成肩峰肱骨大结节撞击（图7-2-10）、

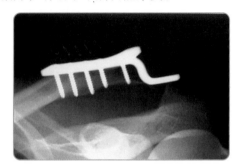

图 7-2-9　钩钢板脱位

钩钢板折断固定松动、锁骨近端骨折（图7-2-11）。钩钢板固定可发生肩峰下滑囊炎（图7-2-12）、肩峰骨质磨损（图7-2-13）、骨吸收（图7-2-14）、钩钢板钩误插入冈上肌，导致肩峰下撞击、肩袖损伤（图7-2-15）等并发症。

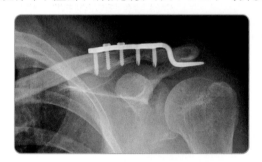

图 7-2-10　钩钢板钩长造成肩关节撞击

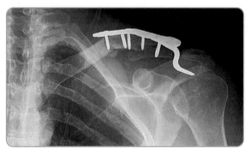

图 7-2-11　钩钢板锁骨端断裂

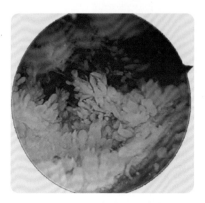

图 7-2-12　肩峰下滑囊炎

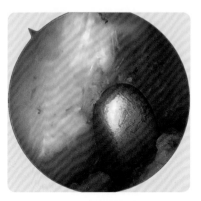

图 7-2-13　钩钢板钩磨损肩峰

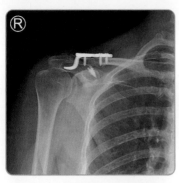
图 7-2-14 钩钢板钩磨损肩峰骨质

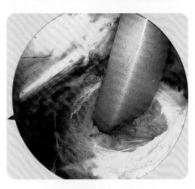
图 7-2-15 钩钢板钩误插入冈上肌

肩锁关节属于微动固定，由于钩钢板的规格不同（图 7-2-16），钩钢板钩的高度不同，钩钢板钩可能磨损肩峰下骨质，出现磨损碎屑，发生骨折和滑膜炎，建议临床慎用。

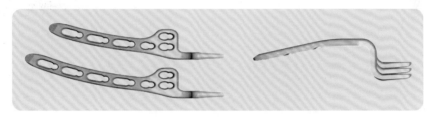
图 7-2-16 不同规格的钩钢板

肩锁关节分为静态稳定结构和动态稳定结构。静态稳定结构包括肩锁韧带、喙锁韧带，喙锁韧带又分为锥状韧带和斜方韧带，两者相互垂直，形成 V 形结构。采用锁骨与喙突间悬吊固定时，再用两根粗线绕过喙突与锁骨进行捆扎固定（图 7-2-17），或在喙突上用缝线锚钉，行喙锁间固定（图 7-2-18），也可以对陈旧性脱位采用自体肌腱重建喙锁韧带（图 7-2-19）等双重固定的方法，恢复生物力学，可取得良好效果。为避免锁骨钻孔处应力骨折，除规范钻取锁骨孔外，可采用锁骨上微型钢板固定（图 7-2-20、图 7-2-21）。

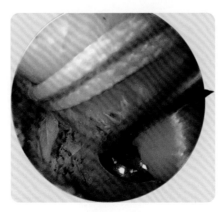
图 7-2-17 缝线与袢钢板双重固定

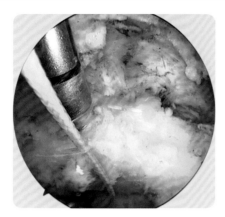

图 7-2-18　采用锚钉与袢钢板双重
固定诊疗肩锁关节脱位

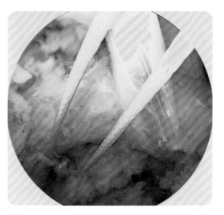

图 7-2-19　采用自体肌重建腱喙锁韧带

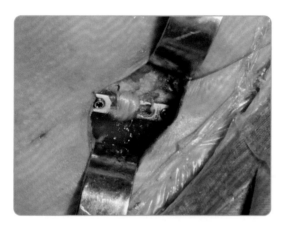

图 7-2-20　钢板袢搭在微型钢板上

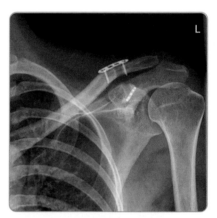

图 7-2-21　袢钢板固定术后

参考文献

[1] ROCKWOOD C A. Dislocations of the sternoclavicular joint. In：EVAN E B. American Academy of Orthopaedic Surgeons Instructional Course lectures. vol 24[M]. St Louis：CV Mosby，1975：144-159.

[2] ROLLO J，RAGHUNATH J，PORTER K. Injuries of the acromioclavicular joint and current treatment options[J]. Trauma，2005，7（4）：217-223.

[3] SIMOVITCH R，SANDERS B，OZBAYDAR M，et al. Acromioclavicular joint injuries：diagnosis and management[J]. J Am Acad Orthop Surg，2009，17（4）：207-219.

（黄长明　刘玉杰）

第三节　肩锁关节脱位袢钢板喙锁间固定的诊疗陷阱

一、病情诊疗概述

患者女性，42 岁，摔倒致左肩关节疼痛、活动受限 1 天。X 线片（图 7-3-1）、CT 三维重建（图 7-3-2）显示左肩锁关节脱位伴锁骨远端向后上移位。关节镜辅助下行袢钢板喙锁间固定，术后 X 线片显示左肩锁关节复位（图 7-3-3）。术后 5 个月 X 线片显示锁骨侧隧道逐渐扩大。在一次搬重物时左肩关节突然剧烈疼痛、肿胀伴活动受限。X 线片（图 7-3-4）、CT 三维重建（图 7-3-5）显示骨折位于袢钢板骨隧道处。再次手术，术中发现锁骨隧道孔处骨折（图 7-3-6），行锁骨钢板内固定翻修手术（图 7-3-7）。

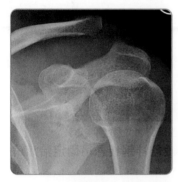

图 7-3-1　左肩关节 X 线片显示左肩锁关节脱位

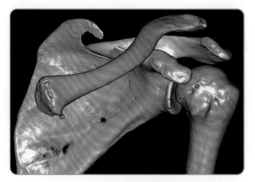

图 7-3-2　CT 三维重建显示左肩锁关节脱位，锁骨远端向后上移位

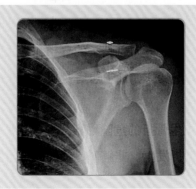

图 7-3-3　X 线片显示袢钢板喙锁间固定术后

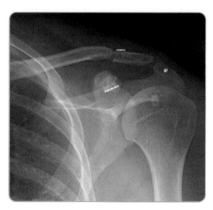

图 7-3-4　X 线片显示锁骨骨折位于
锁骨隧道处

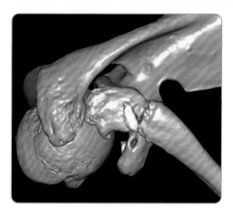

图 7-3-5　CT 三维重建显示锁骨
隧道处骨折

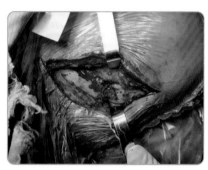

图 7-3-6　术中发现锁骨隧道孔处骨折

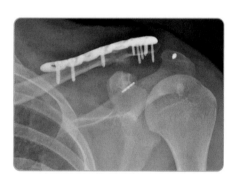

图 7-3-7　左肩关节 X 线片显示锁骨
骨折翻修内固定术后情况

二、袢钢板喙锁间固定治疗肩锁关节脱位对策

喙锁间固定与锁骨钩钢板固定相比，关节镜下微创袢钢板悬吊固定治疗肩锁关节脱位具有其独特的优点：避免了开放手术创伤大、肩峰下撞击、肩峰磨损和骨折、肩袖损伤等并发症的风险。但是，袢钢板固定术也存在术后肩锁关节丢失部分角度、锁骨隧道扩大甚至合并锁骨或喙突骨折的风险。

喙锁间固定锁骨隧道扩大伴锁骨骨折文献鲜有报道。锁骨隧道扩大是发生锁骨骨折的重要风险因素[1]。其原因与钻取隧道的位置、方向、钻头的直径和骨质疏松情况有关[2]。钻取骨隧道的钻头直径粗，锁骨隧道的壁变薄，加上患者骨质疏松，应力集中在锁骨隧道周围，遇到暴力和应力容易发生骨折。

有文献报道，术后隧道内长期保留袢是发生骨折的危险因素[1]。笔者观察到术后择期取出隧道内袢，隧道可自行愈合，可避免骨折发生。非解剖喙锁间固定重建，袢在隧道孔内微微摆动发生雨刷效应，是造成锁骨隧道扩大的重要因素[3-5]。单纯的肌腱移植喙锁韧带重建，肌腱蠕变、松弛是手术失效的重要原因。因此，建议肩锁关节襻钢板固定的同时，行肌腱移植解剖重建喙锁韧带（图 7-3-8）。

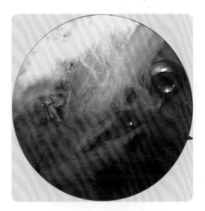

图 7-3-8　肩锁关节襻钢板与肌腱移植解剖重建喙锁韧带

采用锁骨上微型钢板穿襻（图 7-3-9），可以分散微型钢板襻的应力，避免喙锁间微动，减少雨刷效应，避免骨隧道扩大和骨折，术后稳定性较单一重建确切（图 7-3-10），功能恢复好（图 7-3-11）。

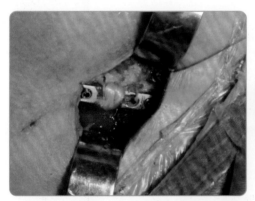
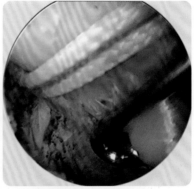

图 7-3-9　襻钢板喙锁间悬吊内固定治疗肩锁关节脱位

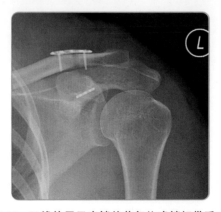

图 7-3-10　X 线片显示肩锁关节复位喙锁韧带重建术后

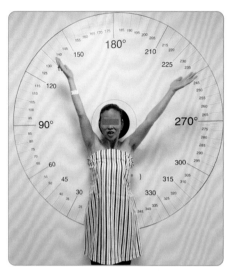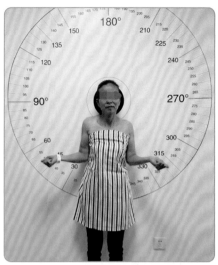

图 7-3-11　术后 1 年肩关节功能良好

　　双束解剖重建喙锁韧带，可减少喙锁间韧带位置和应力不平衡的并发症。术前双肩关节 MRI 检查，扫描对侧的喙锁韧带（图 7-3-12），术中参考其位置，选择斜方韧带与锥状韧带在锁骨的定位点（图 7-3-13）。复位后用特制的瞄准器临时固定肩锁关节（图7-3-14）。在关节镜辅助下钻取锁骨和喙突隧道（图 7-3-15）。

　　在关节镜监视下钻取锁骨和喙突隧道，植入袢钢板（图 7-3-16），微型钢板插入袢环固定。术后 X 线片（图 7-3-17）和 CT 三维重建（图 7-3-18）显示隧道位置和肩锁关节复位良好。

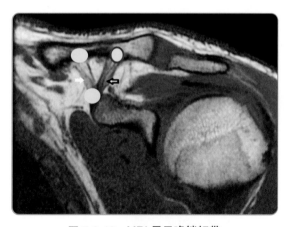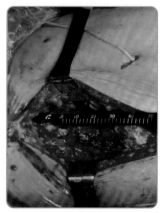

图 7-3-12　MRI 显示喙锁韧带　　　　图 7-3-13　测量并定位斜方韧带与锥状韧带锁骨隧道点

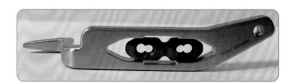

图 7-3-14　特制的复位器和锁骨侧微钢板

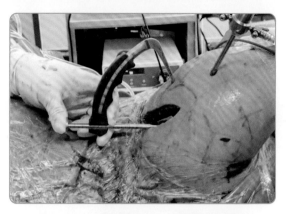

图 7-3-15　瞄准器定位，钻取喙锁间隧道

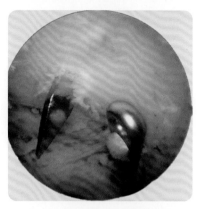

图 7-3-16　在关节镜辅助下钻取
喙突隧道并植入袢钢板

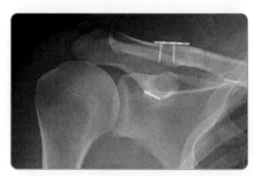

图 7-3-17　右肩关节术后 X 线片显示
肩锁关节复位良好

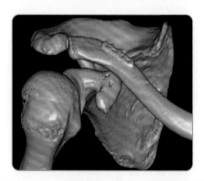

图 7-3-18　术后肩关节 CT 三维重建显示
隧道位置和肩锁关节复位良好

参考文献

[1] THANGARAJU S, TAUBER M, HABERMEYER P, et al.Clavicle and coracoid process periprosthetic fractures as late postoperative complications in arthroscopically assisted acromioclavicular joint stabilization[J]. Knee Surg Sports Traumatol Arthrosc，2019，27（12）：3797-3802.

[2] SUN L J, LU D, TAO Z Y, et al. Analysis of risk factors for loss of reduction after acromioclavicular joint dislocation treated with the suture-button[J]. J Orthop Sci，2019，24（5）：817-821.

[3] COOK J B, SHAHA J S, ROWLES D J, et al. Early failures with single clavicular transosseous coracoclavicular ligament reconstruction[J]. J Shoulder Elbow Surg，2012，21（12）：1746-1752.

[4] YOO J C, CHOI N H, KIM S Y, et al. Distal clavicle tunnel widening after coracoclavicular ligament reconstruction with semitendinosus tendon：a case report[J]. J Shoulder Elbow Surg，2006，15(2)：256-259.

[5] SINGH B, MOHANLAL P, BAWALE R. Early failure of coracoclavicular ligament reconstruction using Tight Rope system[J]. Acta Orthop Belg，2016，82（1）：119-123.

（黄长明　刘玉杰　傅仰攀）

第四节　胸小肌肌腱变异止点
转位重建喙锁韧带

一、病情诊疗概述

患者男性，48 岁。车祸伤致左肩部疼痛、活动受限 2 小时。

体格检查：左肩关节无红肿，肩锁关节处压痛，锁骨远端翘起，琴键征（+），肩关节内旋、外旋及上举活动受限。左肩关节 X 线片（图 7-4-1）和 CT 三维重建显示左肩锁关节脱位（Rockwood Ⅲ型）（图 7-4-2）。

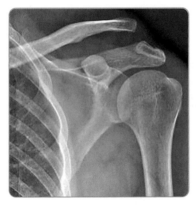
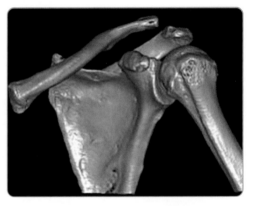

图 7-4-1　左肩关节正位 X 线片显示　　　图 7-4-2　左肩关节 CT 三维重建显示肩锁
肩锁关节脱位（Rockwood Ⅲ型）　　　　　关节脱位（Rockwood Ⅲ型）

采用全身麻醉，健侧卧位后倾 30°，患肢前屈 15°、外展 45° 牵引下行关节镜手术。常规建立后方入路和前外上入路。探查有无 Bankart 损伤、SLAP 损伤、肩袖损伤。从盂肱关节肩袖间隙入路，发现胸小肌自喙突上方跨过，止于肩袖（图 7-4-3）。仔细解剖变异的胸小肌，保护喙肩韧带，暴露、清理喙突上表面，见胸小肌肌腱横跨于喙突上（图 7-4-4），同时确定锚钉拧入和喙锁韧带的钻孔隧道位置。

制作喙锁隧道，肩锁关节复位后插入定位器，从锁骨的锥状韧带止点钻入导针，分别钻透锁骨、喙突（图 7-4-5），用直径 4.5 mm 的空心钻扩大隧道，测量隧道长度，引入 Endobutton 袢钢板于喙突下方（图 7-4-6），在锁骨上面用微型钢板固定。于喙突植入锚钉1枚，缝线固定斜方韧带（图7-4-7）。术后左肩关节X线片（图7-4-8）和左肩CT三维重建显示肩锁关节复位（图7-4-9）。

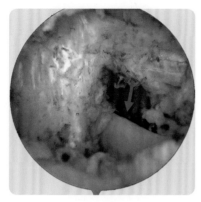

图7-4-3 盂肱关节内见变异的胸小肌（箭头处）

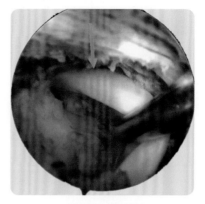

图7-4-4 肩峰下间隙见胸小肌肌腱横跨于喙突上（箭头处）

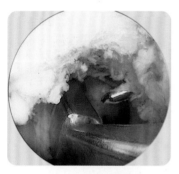

图7-4-5 在导向器引导下钻取喙锁隧道

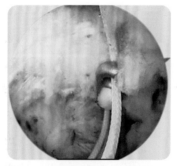

图7-4-6 关节镜下引入袢钢板

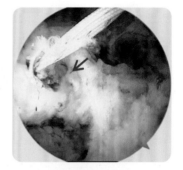

图7-4-7 在喙突上植入1枚锚钉，尾线固定斜方韧带（箭头处为胸小肌）

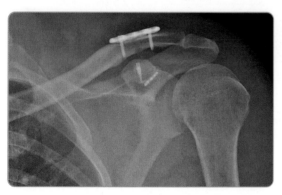

图7-4-8 术后左肩正位X线片显示肩锁关节复位

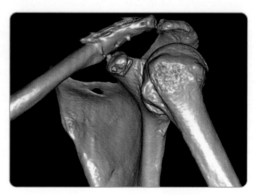

图7-4-9 术后左肩CT三维重建显示肩锁关节复位

二、讨论

胸小肌起自第 3 ~ 5 肋骨，肌腱止于肩胛骨喙突。胸小肌肌腱止于喙肩韧带、盂肱关节缘、冈上肌肌腱、肱骨结节、锁骨中间、盂肱关节囊以及喙突的基底为变异，比较罕见，仅在尸体解剖时偶尔发现。

1897 年由法国解剖学家 Le Double 报道胸小肌肌腱变异发生率为 15%[1]。胸小肌肌腱变异分为 3 种类型。Ⅰ 型：整个胸小肌肌腱穿过喙突，止于盂唇或喙肩韧带；Ⅱ 型：一部分肌腱附着在喙突上，另一部分附着于喙肩韧带、冈上肌或盂肱关节囊。Ⅲ 型：胸小肌无肌腱，只是肌肉止点附着异常，附着于关节囊、肱骨结节，而不止于喙突（图 7-4-10）。Weinstabl[2] 报道胸小肌肌腱变异发生率为 16%。Lian 等 [3] 的尸体研究报道胸小肌肌腱变异发生率为 23.33%。张增方 [4] 通过解剖报道胸小肌肌腱变异发生率为 19.38%，男女比例为 5：1，变异者均为双侧对称一致。临床将其分为单腱型及双腱型，双腱型又分为两种亚型。Homsi 等 [5] 使用超声检查报道胸小肌肌腱变异发生率为 9.57%，发现变异与临床症状无明显相关性。左侧发生率为 12.2%，右侧发生率为 6.9%。男女比例为 1：2.6，关节镜下发现胸小肌肌腱变异发生率为 10% ~ 15%。Lee 等 [6] 通过 MRI 检查 335 例患者，发现胸小肌肌腱变异发生率为 13.4%[7]，1.5% 胸小肌穿过喙突止于盂肱关节囊。

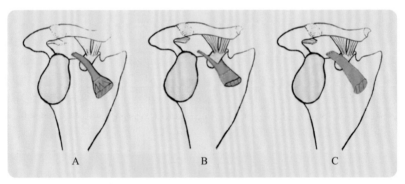

图 7-4-10　**胸小肌肌腱变异分型**
A. Ⅰ型；B. Ⅱ型；C. Ⅲ型

胸小肌肌腱变异可能导致肩关节外旋受限。Vivek[8] 报道了 1 例在关节镜下手术治疗Ⅰ型胸小肌肌腱变异病例，12 周患者恢复了肩关节的全方位活动及力量，术后 1 年双侧肩关节症状完全消失。Alvaro[9] 报道 1 例 36 岁男性Ⅲ型肩锁关节脱位，使用 Tight Rope 技术固定，术中发现胸小肌肌腱变异对临床影响较小。关节镜下手术必须避免潜在的并发症。胸小肌肌腱变异肩峰下解剖结构复杂，可能会延长手术时间或增加手术并发症。

Goldman 等[10] 认为没有胸小肌不影响肩关节功能，胸小肌肌腱可作为自体移植重建的材料。笔者对 3 例肩锁关节脱位伴胸小肌肌腱变异者，利用变异胸小肌肌腱联合袢钢板重建喙锁韧带（图 7-4-11，图 7-4-12），取得了良好的效果。

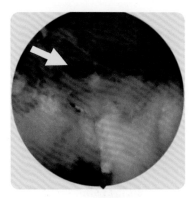 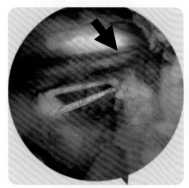 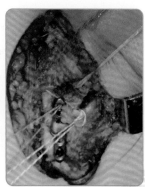

图 7-4-11　喙突变异的　　　　　　图 7-4-12　胸小肌肌腱转位重建喙锁韧带，缝线锚钉加强固定
　　　　　胸小肌肌腱（箭头）

参考文献

[1] LE DOUBLE H. Traité des variations du système musculaire de l'homme，Tome 2[M]. Paris：Scleicher Frères Ed，1897：516.

[2] WEINSTABL R，HERTZ H，FIRBAS W. Zusammenhang des ligamentum coracoglenoidale mit dem musculus pectoralis minor[J]. Cells Tissues Organs，1986，125（2）：126-131.

[3] LIAN J Q，DONG L L，ZHAO Y J，et al. Anatomical study of the coracoid process in Mongolian male cadavers using the Latarjet procedure[J]. J Orthop Surg Res，2016，11（1）：126.

[4] 张增方，杜建春，张岩，等. 胸小肌止点变异的解剖学研究 [J]. 中华创伤骨科杂志，2004，6（9）：1080.

[5] HOMSI C，RODRIGUES M B，SILVA J J，et al. Anomalous insertion of the pectoralis minor muscle：ultrasound findings[J]. J Radiol，2003，84（9）：1007-1011.

[6] LEE S J，HA D H，LEE S M. Unusual variation of the rotator interval：insertional abnormality of the pectoralis minor tendon and absence of the coracohumeral ligament[J]. Skelet Radiol，2010，39（12）：1205-1209.

[7] LEE C B，CHOI S J，AHN J H，et al. Ectopic insertion of the pectoralis minor tendon：inter-reader agreement and findings in the rotator interval on MRI[J]. Korean J Radiol，2014，15（6）：764-770.

[8] VIVEK P，SANDESH M，SATISH M，et al .A case of bilateral aberrant pectoralis minor insertion with absent coracohumeral ligament：clinical relevance and controversies[J]. J Clin Orthop Trauma，2016，7（1）：76-79.

[9] ALVARO M A，CARMEN B A，IGNACIO G G，et al. Arthroscopic stabilisation of an acute acromioclavicular dislocation grade III in a patient with ectopic insertion of the pectoralis minor：technical considerations[J]. Knee Surg Sports Traumatol Arthrosc，2016，24（7）：2197-2199.

[10] GOLDMAN E，VASAN C，LOPEZ-CARDONA H，et al. Unilateral ectopic insertion of the pectoralis minor：clinical and functional significance[J]. Morphologie，2016，100（328）：41-44.

（黄长明　傅仰攀）

本章小结

肩锁关节、胸锁关节脱位发生误诊和漏诊并不少见，尤其是在 Rockwood Ⅲ 型肩锁关节脱位与胸锁关节后脱位易发生。对于 Rockwood Ⅲ 型肩锁关节脱位，临床上易漏诊，如肩锁关节处压痛明显，有轻度浮动感，常规 X 线检查未发现脱位时，要加拍上臂交叉内收位 X 线片或双手提重物应力位的双肩关节正位 X 线片，有助于明确诊断，避免漏诊。胸锁关节后脱位 X 线检查难以发现，胸锁关节和肩锁关节 CT 三维重建有助于明确诊断。胸锁关节后脱位采用切开复位，锚钉缝合修复重建胸锁关节囊和韧带为目前最佳的治疗方法。

肩锁关节脱位利用钩钢板固定，术中、术后出现并发症并不少见。主要并发症有钢板脱位、钢板折断固定松动、锁骨近端骨折、肩峰下滑囊炎、肩峰撞击、肩峰骨质磨损、骨吸收、肩袖损伤、取出钢板后再次脱位等。喙锁间固定可避免钩钢板固定并发症。

肩锁关节脱位喙锁间固定手术并发症并不少见，主要有固定失效、锁骨骨折、隧道扩大、喙突骨折等。喙锁间双重固定技术或双束解剖重建喙锁韧带可减少肩锁关节脱位手术并发症。双束解剖重建喙锁韧带，可减少喙锁间韧带位置和应力不平衡，更符合生物力学特性。

胸小肌肌腱变异并不少见，可分为三型。Ⅰ型：整个胸小肌肌腱穿过喙突，止于盂唇或喙肩韧带；Ⅱ型：一部分肌腱附着在喙突上，另一部分附着于喙肩韧带、冈上肌或盂肱关节囊；Ⅲ型：胸小肌无肌腱，只是肌肉止点附着异常，附着于关节囊、肱骨结节，而不止于喙突上。肩锁关节术后如发现胸小肌肌腱变异，可利用胸小肌肌腱移位加强喙锁韧带。

第八章

肩关节围手术期疼痛与感染

本章导读

外科术后疼痛与感染是一个十分常见的问题。如何做好术前、术中和术后围手术期感染预防与疼痛管控，如何鉴别诊断和处理感染、降低感染率与减轻患者的痛苦，是我们需要深思和认真研究的重要课题。

肩关节皮质类固醇注射封闭是治疗肩袖肌腱炎和撞击综合征的一种方法，但将皮质类固醇注射到肩峰下间隙和关节内并非没有副作用，本章就临床上遇到的肩关节疼痛进行激素封闭治疗，对其诱发肩关节感染的原因与治疗进行分析讨论。梅毒性肩关节炎并不少见，本章分析了该病难以早期诊断的原因，并提出了相应的鉴别诊断与对策。同时，本章着重对肩袖围手术期疼痛与术后感染的原因、诊断与治疗等问题进行深入探讨。

第一节 肩关节封闭诱发感染

一、病情诊疗概述

患者女性，62岁，左肩关节疼痛伴外展活动受限3个月余，经理疗、按摩等保守治疗效果不明显，因肩关节疼痛和活动受限严重，影响睡眠入院。患者既往有糖尿病病史5年余。

体格检查：左肩关节周围肌肉萎缩，外展、上举无力，主动外展60°，被动活动无明显受限，内旋和外旋均明显受限（图8-1-1），熊抱试验（+），Neer征（+），肩峰撞击试验（+）。经MRI检查诊断为左肩袖损伤。采用肩关节腔封闭治疗，3个月内共治疗3次，最后一次封闭治疗后患者出现发热，肩关节剧烈疼痛、严重肿胀，肩关节活动受限较治疗前更加明显。

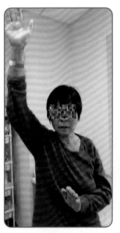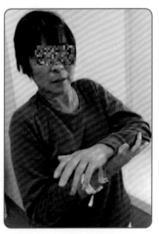

图 8-1-1　左肩袖损伤，关节活动受限

入院体格检查：左肩三角肌萎缩，肩关节肿胀，肩峰下后方及肩胛角处饱满（图8-1-2），触之有波动感，肿胀范围压痛（++），皮温高。左肩关节抬举、外展、旋转活动均受限。左肩关节X线片显示左肱骨头骨质疏松、密度减低（图8-1-3），左肩关节间隙狭窄，肱骨头不均匀破坏（图8-1-4）。MRI显示左肩关节腔及肩关节周围软组织大量高信号区，左肱骨头骨破坏（图8-1-5）。

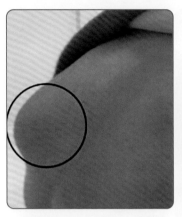
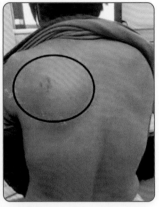

图 8-1-2　左肩背部饱满

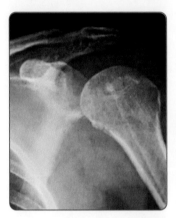
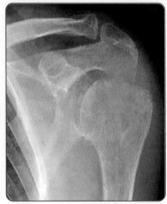

图 8-1-3　X 线片显示肱骨头骨质疏松、破坏

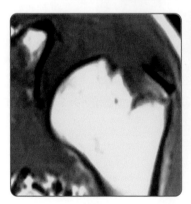
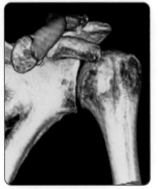

图 8-1-4　左肩关节 CT 显示肱骨大结节骨质疏松，密度不均匀

　　血液检查结果显示红细胞沉降率增快，白细胞计数、C 反应蛋白均增高。肩关节腔穿刺抽出黄色黏稠脓性液体 65 ml（图 8-1-6）。

　　入院完善术前检查，行肩关节镜清理术，术中显示肩关节肱骨头和肩盂软骨破损、剥脱，肱骨头骨质裸露。清除增生的滑膜和坏死组织，留置负压吸引管和灌注冲洗管，术后冲洗 1 周闭管。待各项检查结果正常后拔管，按照康复程序进行功能训练。

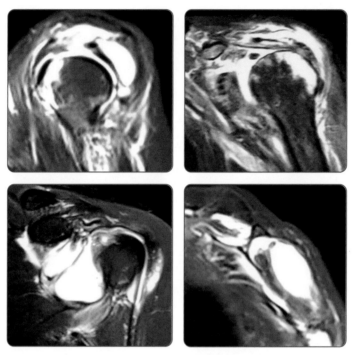

图 8-1-5　左肩关节 MRI 显示关节内、肩峰下和软组织内大量高信号区

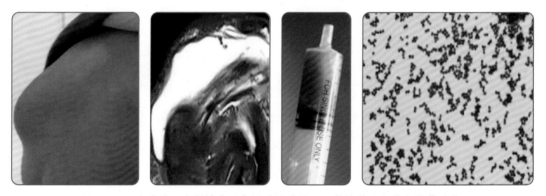

图 8-1-6　左肩峰下穿刺抽出果酱样脓性液体，细菌培养为金黄色葡萄球菌

二、总结与思考

肩关节皮质类固醇注射封闭治疗已证明对肩痛有短期益处，是治疗肩袖肌腱炎和撞击综合征的一种方法[1]。但将皮质类固醇注射到肩峰下间隙和关节内并非没有副作用。研究表明，局部注射皮质类固醇后，出现坏死和胶原纤维紊乱的组织学变化，可能导致肌腱弱化或断裂，同时对盂肱软骨有害[2, 3]。

对于糖尿病、免疫异常、体弱患者，封闭治疗易发生肩关节感染。Thompson 等[4]报道了 1 例糖尿病患者的肩峰下感染。Ward 等[5]报道了 4 例免疫低下宿主的肩峰下感染，其中 3 例伴有盂肱脓毒性关节炎。Roschmann 等 [6] 报道了 1 例免疫受损宿主的肩峰下间隙真菌感染。Sepkowitz 等 [7] 报道了 1 例亚肩峰隐球菌性滑囊炎。Hiemstra 等 [8] 报道封闭治疗一旦发生肩峰下间隙感染，后果是灾难性的，3 名患者中有 2 名因肩峰下间隙感染后遗症而致残，不能够再工作。

因此，提醒医生注意肩峰下注射的风险。穿刺操作一定要遵循无菌技术原则，使用无菌包装的一次性注射器，这样可以降低关节内感染的发生率 [9]。如封闭后出现肩部肿胀、疼痛加重，应考虑感染。关节穿刺抽液并进行病原学检查，有助于早期明确诊断。及时行关节镜下清理、冲洗引流，效果可靠。

参考文献

[1] COOMBES B K，BISSET L，VICENZINO B. Efficacy and safety of corticosteroid injections and other injections for management of tendinopathy：a systematic review of randomised controlled trials[J]. Lancet，2010，376（9754）：1751-1767.

[2] TILLANDER B，FRANZEN L E，KARLSSON M H，et al. Effect of steroid injections on the rotator cuff：an experimental study in rats[J]. J Shoulder Elbow Surg，1999，8（3）：271-274.

[3] MANKIN H J，CONGER K A. The effect of cortisol on articular cartilage of rabbits. I. Effect of a single dose of cortisol on glycine-C-14 incorporation[J]. Lab Invest，1966，15（4）：794-800.

[4] THOMPSON G R，MANSHADY B M，WEISS J J. Septic bursitis[J]. JAMA，1978，240（21）：2280-2281.

[5] WARD W G，ECKARDT J J. Subacromial/subdeltoid bursa abscesses，an overlooked diagnosis[J]. Clin Orthop，1993，288：189-194.

[6] ROSCHMANN R A，BELL C L. Septic bursitis in immunocompromised patients[J]. Am J Med，1987，83（4）：661-665.

[7] SEPKOWITZ D，MASLOW M，FARBER M，et al. Cryptococcal bursitis[J]. Ann Intern Med，1988，108（1）：154.

[8] HIEMSTRA L A，MACDONALD P B，FROESE W. Subacromial infection following corticosteroid injection[J]. J Shoulder Elbow Surg，2003，12（1）：91-93.

[9] SEROR P，PLUVINAGE P，D'ANDRE F L，et al. Frequency of sepsis after local corticosteroid injection（an inquiry on 1160000 injections in rheumatological private practice in France）[J]. Rheumatology，1999，38（12）：1272-1274.

（刘玉杰　齐　玮　黄长明）

第二节　肩关节梅毒性关节炎诊疗误区

一、病情诊疗概述

患者女性，61岁，右肩关节疼痛伴活动受限10个月余。1年前患者曾因挑担子致右肩关节疼痛，活动受限，症状逐渐加重，严重时影响生活和睡眠。在当地医院拍摄X线片，诊断为肩周炎，行肩关节内注射激素封闭治疗共9次。患者出现发热，肩关节肿胀、疼痛加重，全身应用抗生素治疗后症状一直没有缓解。按右肩关节感染行切开手术引流并置管冲洗。术后2周患者体温恢复正常，症状逐渐减轻后拔管。既往无外伤史、颈椎病史、发热和夜间盗汗史。

体格检查：右肩关节抬举、前屈、后伸活动受限，主动外展30°，前屈15°，外旋30°，内旋20°（图8-2-1）。右肩关节肱骨大结节周围压痛（+），前抽屉试验（+），Sulcus征（+），Hawkins征（+），右上肢感觉、运动正常。

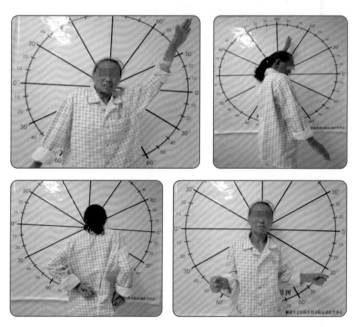

图8-2-1　体格检查右肩关节活动受限

X 线片显示关节间隙狭窄，骨质疏松严重，肱骨头和肩关节盂模糊，骨质破坏（图 8-2-2）。肩关节 CT 显示肱骨头和肩盂骨质破坏伴增生（图 8-2-3）。MRI 显示肩关节腔滑膜组织增生，肱骨头与关节盂骨质破坏。

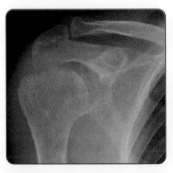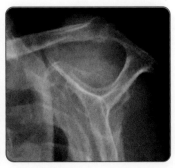

图 8-2-2　右肩关节 X 线片显示肱骨头密度减低，骨质疏松，关节面破坏，形态不规则

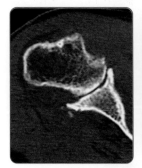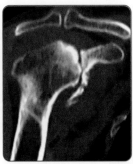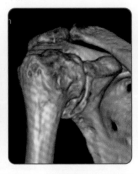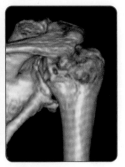

图 8-2-3　肩关节 CT 显示肱骨头及肩盂骨质破坏伴增生

血常规检查白细胞计数、中性粒细胞、淋巴细胞均正常。类风湿因子阴性，红细胞沉降率 44 mm/h，C 反应蛋白正常，白介素 -6 正常。肩关节腔穿刺抽出淡黄色轻度混浊液体 50 ml（图 8-2-4），未查到抗酸杆菌，关节液需氧菌和厌氧菌培养均无细菌生长。结核免疫印记阳性，金标 1、金标 2 阴性，梅毒血清特异抗体测定阳性。

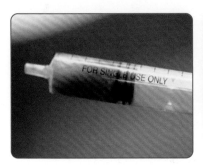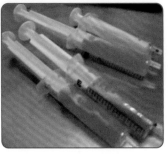

图 8-2-4　肩关节腔穿刺抽出淡黄色轻度混浊液体 50 ml

　　关节镜探查，显示肩袖组织破损（图 8-2-5），肱骨头及关节盂破坏，部分缺损（图 8-2-6）。刮除、清理肱骨头和肩盂碎裂的软骨及瘢痕（图 8-2-7）。病理报道为慢性炎症组织，内有大量吞噬细胞及炎性细胞浸润，以淋巴细胞为主，可见浆细胞（图 8-2-8）。

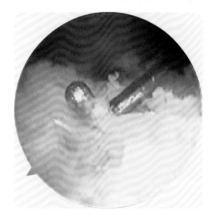
图 8-2-5　肩袖磨损，部分纤维组织断裂

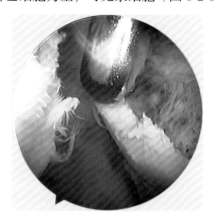
图 8-2-6　肱骨头软骨破坏，部分缺损

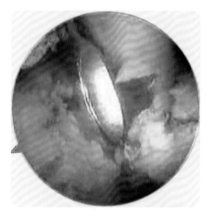
图 8-2-7　刮除关节增生的滑膜和瘢痕组织

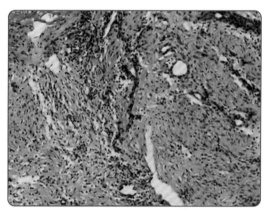
图 8-2-8　病理报道为炎性细胞浸润，有大量吞噬细胞、淋巴细胞和浆细胞

二、本病例特点

　　根据患者的主诉，本病例特点如下：①曾因肩关节疼痛按肩周炎进行肩关节封闭治疗 9 次，封闭后出现右肩关节肿胀、疼痛、发热，当时诊断为感染，在当地医院行肩关节清创灌注冲洗术。②影像学显示右肩关节盂、肱骨头软骨破坏。③肩关节腔穿刺抽出淡黄色轻度混浊液体 50 ml（图 8-2-4）。④实验室检查：血常规阴性、类风湿因子阴性，C 反应蛋白和白介素 -6 正常。⑤实验室检查：关节液抗酸杆菌和结核检测阴性，需氧菌和厌氧菌培养均无细菌生长，红细胞沉降率 44 mm/h，梅毒血清特异抗体测定阳性，结核免疫印记阳性，金标 1 和金标 2 阴性。

三、鉴别诊断

按照排他法进行疾病的鉴别诊断。本病需要与肩关节创伤性关节炎、绒毛结节性滑膜炎、类风湿关节炎、化脓性关节炎、血友病性关节炎、结核性关节炎、梅毒性关节炎和夏科关节炎相鉴别。

虽然患者曾因挑担子引起肩关节疼痛，但是无明确的肩关节创伤、骨折和脱位病史，故可以排除肩关节创伤性骨关节炎。肩关节肿胀、穿刺抽出积液，多为滑膜炎的表现。色素沉着绒毛结节性滑膜炎好发于青壮年，膝关节多见，其滑膜呈绒毛状、结节状增生（图8-2-9），关节液呈血性或黄褐色。本例关节液非红褐色，为黄色混浊的液体。虽然色素沉着绒毛结节性滑膜炎有轻度的骨质侵犯，但并不会出现本病例肱骨头和肩盂软骨大面积破坏，故可除外色素沉着绒毛结节性滑膜炎的可能。

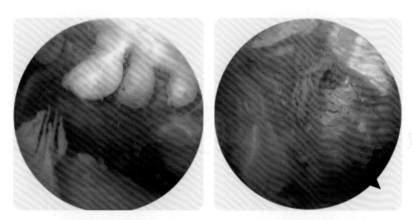

图 8-2-9　膝关节色素沉着绒毛结节性滑膜炎，其滑膜呈绒毛状、结节状增生

类风湿关节炎属于免疫系统疾病，好发于四肢肘、腕、足踝关节等小关节，呈对称性发病，个别也有发生在髋、膝、肩关节的情况。表现为关节晨僵、趾间或指间小关节畸形，红细胞沉降率加快，C反应蛋白增高，血清及关节液类风湿因子阳性。

金黄色葡萄球菌感染占50%，有全身症状，肩关节红、肿，皮温增高，压痛明显，白细胞计数、红细胞沉降率、C反应蛋白增高，血与关节液细菌培养阳性。手术探查发现关节腔内脓苔样和纤维素样坏死组织。

肩关节结核：结核病患者均有结核中毒症状。关节结核由滑膜结核侵犯软骨与骨组织，发生全关节结核。血液、关节液检测到抗酸杆菌，病变病理有结核结节及干酪样变。

慢性梅毒性关节炎：多发生于大关节，侵蚀软骨及软骨下骨致骨质破坏，表现为关节肿胀、疼痛、活动受限。血清特异性梅毒抗体及组织病理对诊断与鉴别诊断梅毒性关节炎具有重要价值。

（刘玉杰　曲　峰薛　静）

第三节　肩袖围手术期疼痛原因与对策

一、病情诊疗概述

患者男性，59岁。右肩关节疼痛伴活动受限半年余，劳作后症状加重，影响休息。经保守治疗后症状好转，随后多次反复[1]。近1个月来自觉右肩关节外展、上举后疼痛较前加重。患者既往有糖尿病病史。

体格检查：右肩关节肩峰前下方压痛（+），右上肢外展前伸90°，外旋活动受限，内旋后伸拇指抵达第5腰椎平面（图8-3-1）；Neer征（+），疼痛弧征（+），落臂试验（+），Jobe试验（+），0°外展抗阻试验弱（+），Lift-off试验弱（+），Speed试验弱（+），双手握力正常。

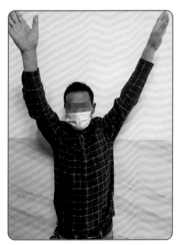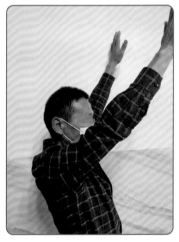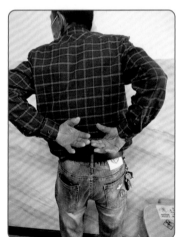

图8-3-1　右肩关节外展抬举、内旋后伸活动受限

X线片显示右肩峰骨赘，Ⅱ型肩峰（图8-3-2）。MRI显示右肩袖损伤，右肱骨头轻度囊性变，肩峰下滑囊、肱二头肌长头腱高信号（图8-3-3）。临床诊断为右肩袖损伤、肱二头肌长头腱炎、肩峰撞击综合征。

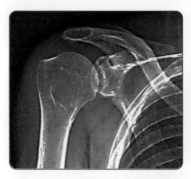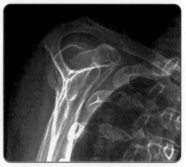

图 8-3-2　右肩关节 X 线片显示 Ⅱ 型肩峰伴轻度增生

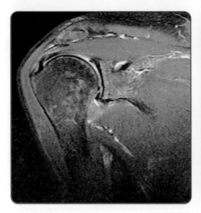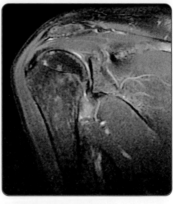

图 8-3-3　MRI 显示右肩袖滑囊层轻度损伤

　　全身麻醉下行右肩关节镜探查清理术，镜下显示盂肱关节滑膜增生（图 8-3-4），关节间隙变窄，肩袖滑囊层部分磨损（图 8-3-5），肩峰骨赘增生，关节镜下行冈上肌腱缝合术（图 8-3-6），术毕探查肩袖缝合良好，常规行肩关节功能康复训练。术后 3 个月肩关节 MRI 显示锚钉位置及肩袖连续性良好（图 8-3-7），患者一直诉说右肩关节疼痛难忍，予以肩关节腔封闭、控制血糖和指导功能训练治疗，3 个月后疼痛症状逐渐消除。

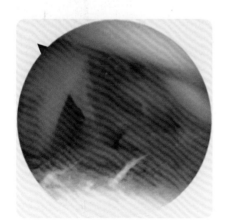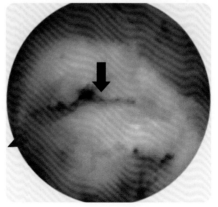

图 8-3-4　盂肱关节滑膜增生、　　　　图 8-3-5　肩袖撕裂
　　　　　　充血、红肿

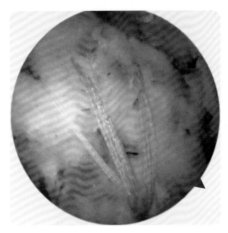

图 8-3-6　锚钉固定肩袖缝合

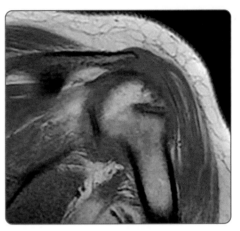

图 8-3-7　术后 MRI 显示锚钉位置良好，肩袖连续性好

二、肩袖术后疼痛的原因

肩关节是人体活动范围最大的关节，肩袖在维持盂肱关节稳定性方面起重要作用。肩袖损伤以冈上肌腱损伤最为常见。肩袖部分撕裂术后不同程度的疼痛可严重影响患者睡眠和功能康复训练。肩袖部分损伤术后疼痛的因素较多[2]，常见于精神焦虑[3]。肩袖损伤患者术前焦虑状态会影响术后的疼痛反应，焦虑状态越严重，术后疼痛反应越强烈。术前对患者的焦虑状态进行评估和干预治疗，有助于减轻患者术后的疼痛反应，缩短术后康复进程，提升患者的生活质量。术后进行焦虑状态的评估和疏导，合理地使用抗焦虑药物，有助于减轻患者疼痛症状，减少镇痛药使用剂量[4, 5]。

糖尿病患者肌腱末端病的发病率是非糖尿病患者的 3 倍，其中肩袖损伤最为常见[6]。糖尿病不仅会增加肩袖撕裂的发生率，还会影响肩袖组织愈合，增加感染的风险，影响术后康复。对于糖尿病伴有肩袖损伤的患者，应及早进行糖尿病治疗，在保持血糖正常的情况下进行手术。对于糖尿病患者，应告知术后康复过程可能出现感染的风险，围手术期严格控制血糖[7, 8]。

部分肩袖撕裂患者可能合并肩关节周围炎。对合并肩关节周围炎的患者，应注意充分松解肩关节粘连，清除炎性滑膜增生。肱二头肌长头腱滑膜炎、退变和损伤患者都会发生疼痛和影响肩袖术后功能练习[9]。针对肱二头肌腱病变的情况，选择清理、修复或固定术，以免肱二头肌腱炎疼痛影响术后疗效。除进行肩关节粘连松解外，对于年龄较大的肱二头肌长头腱肌腱炎或损伤的患者，可直接从肱二头肌腱长头腱的止点切断，缓解肩关节疼痛和改善肩关节活动度。生物力学研究显示，肱二头肌长头腱具有稳定肩关节的作用，年轻患者应尽量保留肱二头肌长头腱，可以不切断，在结节间沟进行原位固定。如果需要切断，必须进行断端固定[9]。

缝合肩袖前，应对肩袖的张力情况进行判断，肩袖张力不应过大，张力过大也会引起疼痛。

肩袖损伤术后疼痛主要由炎性反应导致，围手术期肩关节疼痛可以采用超前镇痛和序贯镇痛疗法等多模式镇痛[10]，包括术前口服非甾体抗炎药，术后口服羟考酮、对乙酰氨基酚和塞来昔布[11, 12]。手术后局部冰敷可降低组织代谢和减少出血，减轻滑膜炎性水肿，抑制炎症反应，从而起到镇痛作用。肩袖修复术后向关节腔及肩峰下注射激素、玻璃酸钠要慎重[13]。

参考文献

[1] ITOI E. Rotator cuff tear：physical examination and conservative treatment[J]. J Orthop Sci，2013，18（2）：197-204.

[2] KIM C W，KIM J H，KIM D G. The factors affecting pain pattern after arthroscopic rotator cuff repair[J]. Clin Orthop Surg，2014，6（4）：392-400.

[3] CHO C H，SEO H J，BAE K C，et al. The impact of depression and anxiety on self-assessed pain，disability，and quality of life in patients scheduled for rotator cuff repair[J]. J Shoulder Elbow Surg，2013，22（9）：1160-1166.

[4] WYLIE J D，SUTER T，POTTER M Q，et al. Mental health has a stronger association with patient-reported shoulder pain and function than tear size in patients with full-thickness rotator cuff tears[J]. J Bone Joint Surg Am，2016，98（4）：251-256.

[5] MENENDEZ M E，BAKER D K，OLADEJI L O，et al. Psychological distress is associated with greater perceived disability and pain in patients presenting to a shoulder clinic[J]. J Bone Joint Surg Am，2015，97（24）：1999-2003.

[6] ABATE M，SCHIAVONE C，SALINI V. Sonographic evaluation of the shoulder in asymptomatic elderly subjects with diabetes[J]. BMC Musculoskelet Disord，2010，11（1）：278.

[7] BEDI A，FOX A J，HARRIS P E，et al. Diabates mellitus impairs tendon-bone healing after rotator cuff repair[J]. J Shouder Elbow Surg，2010，19（7）：978-988.

[8] CLEMENT N D，HALLETT A，MACDONALD D，et al. Does diabetes affect outcome after arthroscopic repair of the rotator cuff[J]? J Bone Joint Surg Br，2010，92（8）：1112-1117.

[9] CHEN C H，HSU K Y，CHEN W J，et al. Incidence and severity od biceps long head tendon lesion in patients with complete rotator cuff tears[J]. J Traum，2005，58（6）：1189-1193.

[10] FREDRICKSON M J，KRISHNAN S，CHEN C Y. Postoperative analgesia for shoulder surgery：a critical appraisal and review of current techniques[J]. Anesthesia，2010，65（6）：608-624.

[11] SINGELYN F J，LHOTEL L，FABRE B. Pain relief after arthroscopic shoulder surgery：a comparison of intraarticular analgesia，suprascapular nerve block，and interscalene brachial plexus block[J]. Anesth Analg，2004，99（2）：589-592.

[12] CHO C H，SONG K S，MIN B W，et al. Efficacy of interscalene block，combined with multimodal pain control for postoperative analgesia after rotator cuff repair[J]. Knee Surg Sports Traumatol Arthrosc，2015，23（2）：542-547.

[13] FREDRICKSON M J，BALL C M，DALGLEISH A J. Analgesic effectiveness of a continuous versus single-injection interscalene block for minor arthroscopic shoulder surgery[J]. Reg Anesth Pain Med，2010，35（1）：28-33.

（刘玉杰 章亚东）

第四节　肩关节镜围手术期感染的原因与对策

肩袖损伤开放手术的感染率为 0.27% ~ 1.9%，肩关节镜肩袖重建术后感染率为 0.0016% ~ 0.23%[1]。术后发生感染与手术时间、手术方式、内固定物、肥胖程度、糖尿病、是否吸烟等诸多风险因素有关。尽管肩袖损伤术后感染率相对较低，但是一旦发生感染，后果是灾难性的。

一、病情诊疗概述

（一）病例 1：肩袖损伤术后感染

患者男性，27 岁。肩袖损伤锚钉固定术后 2 周患者出现肩关节红、肿、疼痛，于当地医院 1 年内曾 3 次行肩关节清理术，未愈，再次住院治疗。

体格检查：左肩关节外侧手术瘢痕和软组织隆起，可触及 5 cm×5 cm 波动感区域（图 8-4-1），皮温稍高。肩峰前外侧及结节间沟处压痛（++）。肩关节主动活动：外展 90°，上举 180°，体侧：外旋 60°，内旋达腰 1（L1）。外展 90° 位下外旋 60°、内旋 60°。特殊检查：Jobe 试验（+），Neer 征（-），Hawkins 征（+），Lag 征（+），Lift-off 试验（-）。实验室检查：红细胞沉降率 6 mm/h，C 反应蛋白 40 mg/dl，血白细胞计数 $7 \times 10^3/\mu l$。X 线片显示左肱骨头骨部分缺损（图 8-4-2）。CT 检查显示左肩袖修补术后肱骨大结节骨缺损（图 8-4-3）。

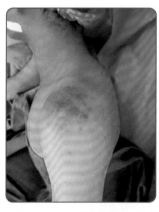

图 8-4-1　左肩关节手术区饱满、隆起，有波动感

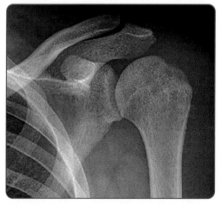

图 8-4-2　X 线片显示左肱骨大结节骨质疏松伴部分缺损

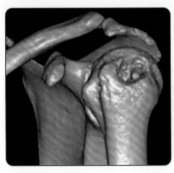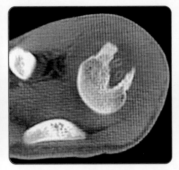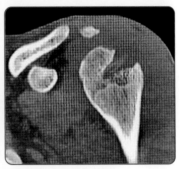

图 8-4-3　CT 显示左肱骨大结节锚钉钉道周围骨溶解伴骨缺损

关节镜下探查发现肩峰下滑膜组织水肿伴增生，锚钉缝线外露（图 8-4-4），锚钉周围骨溶解松动，取出螺钉、缝线（图 8-4-5），修复后的肩袖组织未愈合，局部巨大缺损（图 8-4-6）。经关节镜下病灶清创，术后使用抗生素控制感染，切口愈合。病理结果报道为慢性滑膜炎（图 8-4-7），细菌培养阴性，术后疼痛症状消失。术后半年入院二期行肩袖损伤修复手术（图 8-4-8、图 8-4-9）。术后随访 5 年感染无复发，肩关节功能恢复良好。

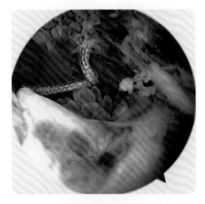

图 8-4-4　关节镜检查显示肩峰下滑膜水肿伴增生

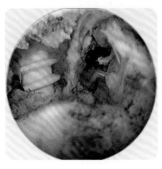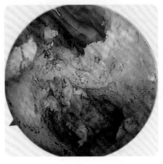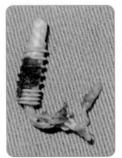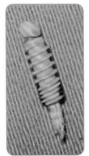

图 8-4-5　钉道扩大，锚钉松动，取出锚钉

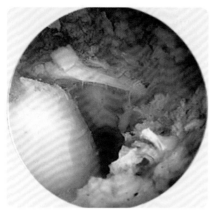

图 8-4-6　清创术后显示肩袖巨大缺损

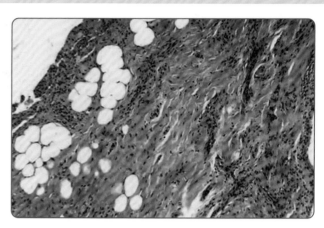

图 8-4-7　病理示慢性滑膜炎

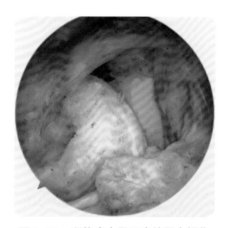

图 8-4-8　翻修术中显示肩袖巨大损伤

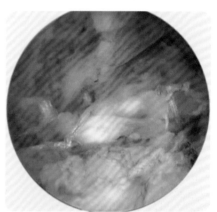

图 8-4-9　二期手术肩袖缝合修复术毕

（二）病例 2：肩袖术后缝线锚钉炎性反应性肉芽肿

患者女性，59 岁，肩袖损伤术后 19 个月，外侧手术入路红肿伴轻度疼痛不适，加重 1 个月余。

体格检查：肩关节镜外侧手术入路切口处红肿，范围约直径 5 cm（图 8-4-10），肩关节主动与被动活动正常。

血常规检查：白细胞计数 5.8×10^9/L，中性粒细胞比例 64.2%，C 反应蛋白 12.68 mg/L，降钙素原 0.08 ng/ml，结核杆菌抗体阴性。肩袖彩超：皮下红肿区域可见范围约 3.6 cm × 4.2 cm 不均匀低回声，边界欠清楚。CDFI：内可见少量点状血流信号。右肩关节 X 线片显示内固定影（图 8-4-11）。CT 显示内固定物无明显移位（图 8-4-12）。MRI 显示三角肌周围可见局灶高信号，锚钉周围骨溶解信号（图 8-4-13）。

关节镜探查，发现皮下组织和三角肌下滑囊内缝线周围有大量瘢痕组织增生（图 8-4-14），清除松动的外排锚钉和瘢痕组织，显示冈上肌腱愈合良好（图 8-4-15）。

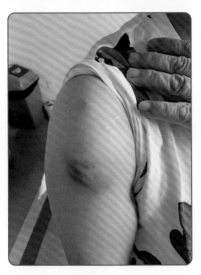
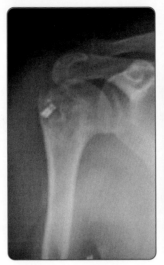
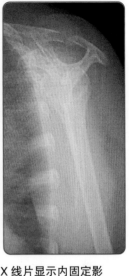

图 8-4-10 原外侧入路切口附近
区域红肿范围约直径 5 cm

图 8-4-11 术后右肩关节 X 线片显示内固定影

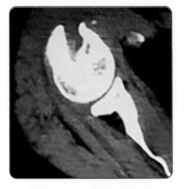
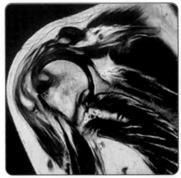

图 8-4-12 术后 19 个月
CT 显示锚钉隧道情况

图 8-4-13 肩袖术后 MRI 显示肩峰下信号混杂，三角肌下高信号

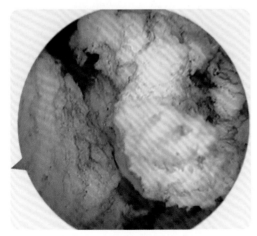
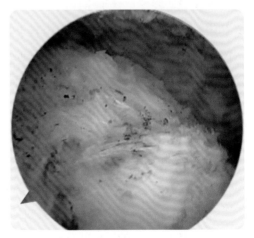

图 8-4-14 关节镜手术清理三角肌下
滑囊瘢痕组织

图 8-4-15 清除瘢痕组织，显示冈上
肌腱已经愈合

二、肩袖术后感染的原因

肩袖术后肩关节疼痛十分常见，特别是在血常规白细胞计数增高，红细胞沉降率增快和 C 反应蛋白高的情况下，X 线片显示肩关节肱骨大结节骨质破坏，磁共振成像显示信号异常，一定要高度警惕感染。

近几年，采用小针刀治疗肩关节疼痛，由于有的医生缺乏解剖学知识，消毒不严格，无菌观念不强，发生肩袖损伤或感染的病例比较常见，必须引起高度关注。可吸收锚钉崩解反应，局部可发生滑膜增生，瘢痕形成，与低毒性感染难以鉴别。

手术时间越长，开放切口组织暴露时间越久，细菌落入的机会越多。因此，开放手术比关节镜手术感染率高[2-5]。肩关节开放手术的切口通常在腋前线附近，细菌容易隐藏在腋窝皮肤皱褶和毛囊孔，其内有丰富的皮脂腺，是细菌天然的培养基，如消毒不严格，将导致感染[6, 7]。Jensen 等[4] 对 372 109 例切开肩袖损伤修补（Rotator Cuff Repair，RCR）、Roberson 等[8] 对 96 例切开 RCR 分析显示，术后感染的概率都增加。因此，为减少术后感染的风险和概率，缩短手术时间与避免开放肩袖修补手术非常重要。

类固醇类药物注射：研究表明，术前关节腔内注射皮质类固醇会增加术后感染率[6, 7, 9]。Bhattachar 等[10] 研究发现，术前 2 周内注射皮质类固醇后的感染率为 8.86%，未注射者为 1.56%，术前 3 ~ 4 周注射感染率为 0.76%。Forsythe[12] 研究发现，术前 1 个月内注射过皮质类固醇者术后感染率为 1.3%，未注射皮质类固醇者感染率为 0.8%。术前 1 个月以上注射皮质类固醇者 RCR 术后感染率无明显差异。

糖尿病与 RCR 术后感染：2015 年 Cho 等研究发现，糖尿病患者 RCR 可增加术后感染率[13]。糖尿病患者自身免疫功能低，血糖高，适合细菌繁殖[13]。Chen 等[14] 研究证实，开放 RCR，糖尿病患者比非糖尿病患者更容易发生术后感染。

性别、年龄与术后感染：Pauzenberger 等[15] 报道感染率女性为 3.6%，男性为 96.4%，可能与男性比女性的血清睾酮水平高有关[6]。60 岁以上患者的肩关节术后感染率是 40 岁患者的 2 倍[15, 16]，术后并发症发生率为 1.13%。Padaki 等[17] 对 23 974 例肩关节镜 RCR 术后病人进行了回顾性研究，其中 26.8% 病人年龄＞65 岁，术后并发症发生概率是 1.13%，远大于＜55 岁病人组的 0.46%。

吸烟：可导致术后感染率高。Myles 等[18] 进行回顾性研究，共有 489 名患者，其中 173 名不吸烟、116 名戒烟、200 名目前仍在吸烟。3 组患者术后感染率分别为 0.6%、2.6%、3.7%，有明显差异，戒烟已成为预防术后切口感染的必要手段。

肥胖：Cancienne 对 87 216 名肥胖患者和 51 527 名病态肥胖者进行了回归分析，认为肥胖是肩关节镜术后感染的相关风险因素[19]。Golladay 等[20]发现，营养不良切口延迟愈合占 9% ~ 39%，营养不足、血清清蛋白、维生素、脂肪细胞、锌等含量减少，容易发生术后感染。

致病微生物：从 RCR 术后感染病灶中分离出的微生物主要包括痤疮丙酸杆菌（Propionibacterium acnes，P.acnes）、凝固酶阴性葡萄球菌（coagulase-negative staphylococcus，CNS）、金黄色葡萄球菌（staphylococcus aureus，S.aureus）[1, 6, 7, 14]。P.acnes 为非孢子形成的革兰氏阳性微需氧菌，生长在腋窝的 P.acnes 是肩关节术后感染的主要菌种，占术后感染微生物的 51% ~ 86%[4, 21]，是 RCR 肩关节手术的主要菌株，培养时间 14 ~ 17 天或以上，感染后症状不明显，潜伏期较长。

三、诊断

肩袖损伤感染多发生于术后 6 周左右，多数患者早期症状不明显，且无明确主诉，不易引起注意。出现肩关节疼痛、肿胀、僵硬，主动及被动活动障碍等症状。有些患者则表现为全身反应，发热，切口红、肿、热、痛及功能障碍。术后感染实验室检查包括白细胞计数、红细胞沉降率、C 反应蛋白。白细胞计数大部分在正常范围内，并不能作为特异性检查指标。红细胞沉降率和 C 反应蛋白是感染的常规检查指标，但对于 P.acnes，红细胞沉降率和 C 反应蛋白不是特异性指标。Athwal 等[22]对 39 名 RCR 术后感染患者的红细胞沉降率及 C 反应蛋白做了回顾性研究，有 60% 患者红细胞沉降率升高，50% 患者 C 反应蛋白异常。综上所述，白细胞计数、红细胞沉降率、C 反应蛋白并不能作为 RCR 术后感染的诊断性实验室检查。

关节穿刺作为一种常规的检查手段，当怀疑 RCR 术后感染时，抽吸盂肱关节滑液送检对诊断帮助很大[6, 23]。正常关节液白细胞计数应 $< 0.05 \times 10^9$/L，关节液呈淡黄色，透明清亮。细菌培养包括有氧、无氧、抗酸及真菌培养，是最终明确诊断感染的方法，而最先做的应是革兰氏染色[24]。然后检查关节液的颜色、透明度以及显微镜下观察白细胞数目及中性粒细胞分类。

感染早期，X 线片表现正常。随着病情发展，X 线表现为关节间隙变窄、关节面破坏、植入物脱落等[25]。MRI 和超声检查早期可发现关节积液、脓肿及滑膜变化，增强扫描可以观察到滑膜异常改变。

四、治疗

根据细菌培养及药敏试验结果使用敏感的抗生素，通过静脉给药迅速提高血药浓度，术后使用抗生素 4 ~ 6 周。本病最常见的病原体为 S.aureus 和痤疮丙酸杆菌，尽早应用敏感的广谱抗生素。万古霉素、氟喹诺酮类、β- 内酰胺类、克林霉素及利福平等药物对葡萄球菌敏感。术后通过给予广谱抗生素及全身营养支持疗法，一般可取得较好疗效。

肩袖术后感染最佳的治疗方法是早期关节镜下清创，彻底清除炎性滑膜、坏死组织及纤维条索和瘢痕粘连等，有利于术后早期关节功能康复。术中采用射频消融，可以止血，达到减少出血目的 [7, 14]。手术清创和局部灌洗可以减轻感染症状和减缓病程进展。文献报道，平均 2.6 ~ 3.3 次清创手术方可以消除感染 [22, 26]。Smith 等 [27] 认为，清创手术应包括盂肱关节和肩峰下间隙。对化脓性感染累及骨软骨者，应采用开放清创。Lee 等 [28] 对 57 例肩关节感染有骨或软骨侵蚀者，开放手术再感染率明显降低，无骨软骨侵蚀者再感染率无明显差异。术中去除感染坏死组织及松动的锚钉缝线并用生理盐水灌洗。关节 RCR 术后感染清创手术是否去除缝线及锚钉，有研究表明，保留无松动和固定失效的缝线锚钉，并不影响感染控制，有利于修复后的肩袖愈合，不主张移除缝线与锚钉。而脱落失效的缝线与锚钉很可能成为细菌的培养基，须移除 [26, 27]。对于肩袖组织清除后缺乏覆盖盂肱关节者，可通过背阔肌或胸大肌皮瓣转位覆盖伤口。

参考文献

[1] HUGHES J D, HUGHES J L, BARTLEY J H, et al. Infection rates in arthroscopic versus open rotator cuff repair[J]. Orthop J Sports Med, 2017, 5（7）: 2325967117715416.

[2] DAY M, WESTERMANN R, DUCHMAN K, et al. Comparison of short-term complications after rotator cuff repair: open versus arthroscopic[J]. Arthroscopy, 2018, 34（4）: 1130-1136.

[3] OWENS B D, WILLIAMS A E, WOLF J M. Risk factors for surgical complications in rotator cuff repair in a veteran population[J]. J Shoulder Elbow Surg, 2015, 24（11）: 1707-1712.

[4] JENSEN A R, CHA P S, DEVANA S K, et al. Evaluation of the trends, concomitant procedures, and complications with open and arthroscopic rotator cuff repairs in the medicare population[J]. Orthop J Sports Med, 2017, 5（10）: 2325967117731310.

[5] BODDAPATI V, FU M C, SCHAIRER W W, et al.Increased shoulder arthroscopy time is associated with overnight hospital stay and surgical site infection[J]. Arthroscopy, 2018, 34（2）: 363-368.

[6] ATESOK K, MACDONALD P, LEITER J, et al. Postoperative deep shoulder infections following rotator cuff repair[J].World Journal of Orthopedics, 2017, 8（8）: 612-618.

[7] SALTZMAN M D, MARECEK G S, EDWARDS S L, et al.Infection after shoulder surgery[J].J Am Acad Orthop Surg, 2011, 19（4）: 208-218.

[8] ROBERSON T A, AZAR F M, MILLER III R H, et al. Predictors of early complications after rotator cuff repair[J].Tech Shoulder Elbow Surg, 2016, 17（2）: 88-92.

[9] YERANOSIAN M G, ARSHI A, TERRELL R D, et al. Incidence of acute postoperative infections requiring reoperation after arthroscopic shoulder surgery[J]. Am J Sports Med, 2014, 42（2）: 437-441.

[10] BHATTACHAR J S, LEE W, LEE M J, et al. Preoperative corticosteroid joint injections within 2 weeks of shoulder arthroscopies increase postoperative infection risk[J]. J Shoulder Elbow Surg, 2019, 28（11）: 2098-2102.

[11] PARADA S A, DILISIO M F, KENNEDY C D. Management of complications after rotator cuff surgery[J]. Current Rev Musculoskeletal Med, 2015, 8（1）: 40-52.

[12] FORSYTHE B, AGARWALLA A, PUZZITIELLO R N, et al. The timing of injections prior to arthroscopic rotator cuff repair impacts the risk of surgical site infection[J]. Am J Bone Joint Surg, 2019, 101（8）: 682-687.

[13] CHO N S, MOON S C, JEON J W, et al. The influence of diabetes mellitus on clinical and structural outcomes after arthroscopic rotator cuff repair[J]. Am J Sports Med, 2015, 43（4）: 991-997.

[14] CHEN A L, SHAPIRO J A, AHN A K, et al. Rotator cuff repair in patients with type I diabetes mellitus[J]. J Shoulder Elbow Surg, 2003, 12（5）: 416–421.

[15] PAUZENBERGER L, GRIEB A, HEXEL M, et al. Infections following arthroscopic rotator cuff repair: incidence, risk factors, and prophylaxis[J]. Knee Surg Sports Traumatol Arthrosc, 2017, 25(2): 595-601.

[16] 于淼, 王改莲, 余艳琴, 等. 外科手术老年患者术后感染状况的调查分析 [J]. 中国疗养医学, 2014, 23（2）: 171-173.

[17] PADAKI A S, BODDAPATI V, MATHEW J, et al. The effect of age on short-term postoperative complications following arthroscopic rotator cuff repair[J]. JSES Open Access, 2019, 3（3）: 194-198.

[18] MYLES P S, IACONO G A, HUNT J O, et al. Risk of respiratory complications and wound infection in patients undergoing ambulatory surgery[J]. Anesthesiology, 2002, 97（4）: 842-847.

[19] CANCIENNE J M, BROCKMEIER S F, CARSON E W, et al. Risk factors for infection after shoulder arthroscopy in a large medicare population[J]. Am J Sports Med, 2018, 46（4）: 809-814.

[20] GOLLADAY G J, SATPATHY J, JIRANEK W A. Patient optimization-strategies that work: malnutrition[J]. J Arthroplasty, 2016, 31（8）: 1631-1634.

[21] PARADA S A, DILISIO M F, KENNEDY C D. Management of complications after rotator cuff surgery[J]. Current Rev Musculoskeletal Med, 2015, 8（1）: 40-52.

[22] ATHWAL G S, SPERLING J W, RISPOLI D M, et al. Deep infection after rotator cuff repair[J]. J Shoulder Elbow Surg, 2006, 16（3）: 306-311.

[23] HALBRECHT J, MEISLIN R J. Complications in knee and shoulder surgery: management and treatment options for the sports medicine orthopedist[M]. London: Springer, 2009: 272.

[24] SETHI P M, SABETTA J R, STUEK S J, et al. Presence of propionibacterium acnes in primary shoulder arthroscopy: results of aspiration and tissue cultures[J]. J Shoulder Elbow Surg, 2015, 24（5）: 796-803.

[25] ALBANO D, CHIANCA V, ZAPPIA M, et al. Imaging of usual and unusual complication of rotator cuff repair[J]. J Comput Assist Tomogr, 2019, 43（3）: 359-366.

[26] KWON Y W, KALAINOV D M, ROSE H A, et al. Management of early deep infection after rotator cuff repair surgery[J]. J Shoulder Elbow Surg, 2005, 14（1）: 1-5.

[27] SMITH C D, CORNER T, MODI C S, et al. The evidence for the management of deep infection after rotator cuff repair[J].Shoulder And Elbow, 2011, 3（3）: 138-142.

[28] LEE D K, RHEE S M, JEONG H Y, et al. Treatment of acute shoulder infection: can osseous lesion be a rudder in guideline for determining the method of débridement?[J]. J Shoulder Elbow Surg, 2019, 28（12）: 2317-2325.

（黄长明　王明新　刘玉杰）

本章小结

肩关节疼痛使用激素封闭治疗诱发感染并不少见。要严格掌握适应证，一旦出现感染，要及时行关节镜检查清理术，避免造成严重后果。

肩关节梅毒性关节炎难以及时诊断。要采用排他法进行疾病的鉴别诊断。本病需要与肩关节创伤性关节炎、绒毛结节性滑膜炎、类风湿关节炎、化脓性关节炎、血友病性关节炎、结核性关节炎和夏科关节炎相鉴别。

影响肩袖修补术后疼痛的因素较多。要进行患者焦虑状态的评估和疏导，合理使用抗焦虑药，严格把握手术适应证。糖尿病患者围手术期应严格控制血糖。缝合肩袖时，对肩袖的张力情况进行判断，肩袖张力不要过大。部分肩袖撕裂患者常合并肩关节周围炎，应注意充分松解肩关节粘连。针对肱二头肌长头肌腱病变的情况，选择清理、修复或固定术。围手术期肩关节疼痛可以采用超前镇痛和序贯镇痛疗法等多模式镇痛，肩袖修复术后向关节腔及肩峰下注射激素、玻璃酸钠应慎重。

肩袖损伤修补术后感染率相对较低，一旦发生感染，将是灾难性的。影响肩袖修补术后感染围手术期相关因素较多。术前1个月内注射过皮质类固醇者术后感染率较高；患者患糖尿病增加肩袖修补术后感染率；性别、年龄与术后感染相关；吸烟者术后感染率高；肥胖是肩关节镜术后感染的相关风险因素。P.acnes为非孢子形成的革兰氏阳性微需氧菌，常生长在腋窝，是肩关节术后感染的主要菌种，培养时间14～17天或以上，感染后症状不明显，潜伏期较长。肩袖损伤感染多发生于术后6周左右，多数患者早期症状不明显，且无明确主诉，不易引起注意。当怀疑肩袖重建术后感染时，关节穿刺对诊断帮助大。细菌培养包括有氧、无氧、抗酸及真菌培养，是明确诊断感染的方法，病原学诊断有利于指导术后治疗。肩袖术后感染最佳的治疗方法是早期关节镜下清创，彻底清除炎性滑膜、坏死组织及纤维条索和瘢痕粘连等，有利于术后早期关节功能康复。

第九章

肱骨大结节骨折、陈旧性胸大肌损伤

本章导读

　　本章重点介绍肩关节脱位漏诊肱骨大结节骨折的原因，并提出避免漏诊的对策，同时着重探讨肱骨大结节骨折术中处理要点、难点与易发生失误的原因，特别是介绍了锚钉固定技术和钢板固定技术，对术中如何更好复位肱骨大结节骨折提出可行的方法，避免发生术后骨折再移位，影响手术疗效。

　　胸大肌撕裂伤早期难以诊断，易发生漏诊、误诊。本章着重介绍了胸大肌损伤的诊断，并详细介绍了关节镜微创治疗陈旧性胸大肌损伤的技术要点与注意事项。

第一节 肱骨大结节骨折诊疗误区与对策

一、病情诊疗概述

患者女性，62岁，骑自行车不慎被撞倒，右上肢外展后伸位手掌撑地，导致肩关节前脱位。急诊于当地县医院就诊，未进行影像学检查。值班医生行足蹬牵拉手法复位。术后未进行影像学复查，采用三角巾悬吊制动。伤后3周患者肩关节仍然疼痛、肿胀和外展活动受限，再次到医院门诊就诊。

体格检查：右肩三角肌萎缩，肱骨大结节处肿胀、压痛（++），皮下软组织有陈旧性瘀斑。冈上肌、三角肌、肱二头肌、肱三头肌和上肢各组肌肉均明显萎缩，肩关节主动和被动外展、外旋、前屈、后伸和抬举活动明显受限。

影像学检查：肩关节X线片（图9-1-1）和CT三维重建显示肱骨大结节粉碎性骨折（图9-1-2）。MRI显示肱骨大结节塌陷骨折Hill-Sachs损伤（图9-1-3），冈上肌腱损伤。

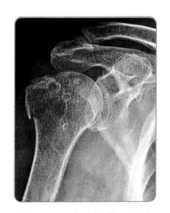 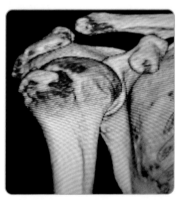 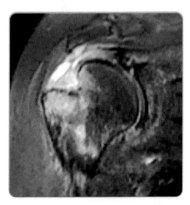

图9-1-1 右肩关节X线片显示肱骨大结节骨折移位　　图9-1-2 右肩关节CT三维重建显示肱骨大结节骨折　　图9-1-3 右肩关节MRI显示肱骨大结节骨折、肱骨头塌陷骨折

全身麻醉下行关节镜探查，发现右肩关节腔内有陈旧性出血，关节内组织粘连（图9-1-4），肱骨大结节骨折移位（图9-1-5）。清理瘢痕组织，创面新鲜化后将骨折撬拨复位，采用1枚空心螺钉固定肱骨大结节骨块，用2枚缝合锚钉固定修复冈上肌腱。术后X线片显示固定骨块的螺钉突起，与肩峰撞击（图9-1-6）。肩关节外展、上举活动受限，内旋、外旋有摩擦感和疼痛。

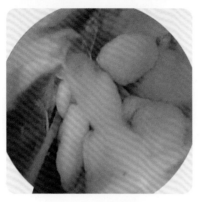

图 9-1-4　关节镜下显示
肩关节腔内粘连

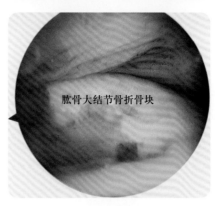

肱骨大结节骨折骨块

图 9-1-5　肩峰下探查显示肱骨
大结节骨折移位

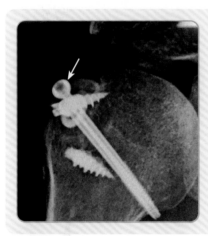

图 9-1-6　右肩关节术后 X 线片显示
空心螺钉突起（箭头），高于骨块

二、漏诊误区与反思

老年人骨质疏松，肩关节遭受外伤或脱位牵拉暴力，容易造成肱骨大结节骨折。必须提高对肩关节脱位发生肱骨大结节骨折的警惕性和认识。初诊医生接诊时必须详细询问病史，认真进行体格检查，有条件者一定要进行影像学检查，根据临床表现和检查结果进行评估，制定诊疗方案。治疗前后都要有影像学检查资料，并做好诊疗记录。不能不做影像学检查，单凭个人经验盲目进行肩关节手法复位。处理后要向患者详细交代注意事项、功能练习和复查时间，避免误诊、漏诊。

肱骨大结节粉碎性骨折选择空心螺钉固定不是合适的适应证，因为采用螺钉固定的骨块的直径必须是螺钉直径的 3 倍以上，否则骨块容易碎裂。螺钉的尖端须咬住对侧的骨皮质，否则抗脱出力弱，容易脱出。本例患者 X 线片显示螺钉与垫片之间有 3 mm 的距离，螺钉没有真正地起到加压目的，螺钉与肩峰发生撞击，影响抬举、外展和肩关节旋转活动。因此，在选择手术方式和固定材料时一定要全面考虑。

（刘玉杰　王俊良）

第二节　肱骨大结节骨折手术误区与策略

一、病情诊疗概述

患者男性，72岁。不慎滑倒左手撑地，伤后左肩关节疼痛、肿胀、活动受限。急诊拍摄X线片显示左肱骨大结节骨折，骨折块向上移位（图9-2-1）。

体格检查：左肩关节肿胀，外展、上举活动受限，上臂有大片瘀斑（图9-2-2），肩峰下肱骨大结节处压痛（++）。追问病史，患者因高血脂，一直服用阿司匹林肠溶片。

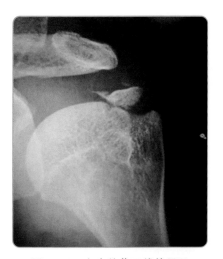

图9-2-1　左肩关节X线片显示肱骨大结节骨折移位

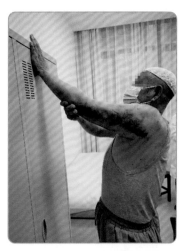

图9-2-2　左上臂及肩关节周围大面积皮下淤血，肩关节外展、上举活动受限

在全身麻醉下行切开复位钢板螺钉固定术。术后患者自述左肩关节外展、旋转和抬肩活动疼痛难忍。X线片显示钢板顶端高出肱骨大结节，钢板与肩峰发生撞击，肱骨大结节骨折块移位于盂肱关节内（图9-2-3）。CT检查显示钢板顶端高出肱骨大结节，骨折块移位于盂肱关节（图9-2-4）。

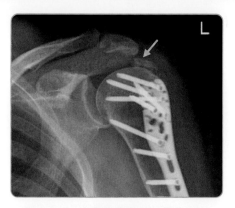

图 9-2-3　左肩关节术后 X 线片显示
骨折块移位于盂肱关节（箭头）

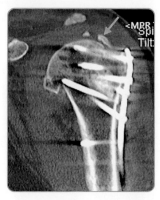

图 9-2-4　术后冠状位 CT 三维重建显示钢板顶端
高出肱骨大结节，骨折块移位于盂肱关节（箭头）

术后 3 个月患者肩关节疼痛、活动严重受限，强烈要求取出钢板螺钉。在臂丛麻醉下行关节镜探查、清理松解肩关节。发现肩峰下间隙狭窄、关节腔内瘢痕组织粘连（图 9-2-5）。关节镜下刨削、清理瘢痕组织（图 9-2-6），射频消融清理肩峰下粘连束带（图 9-2-7）。探查肩峰下，发现肱骨大结节骨折块移位突入肩峰下间隙（图 9-2-8），

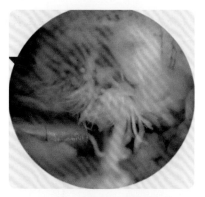

图 9-2-5　关节镜下显示肩峰下
间隙狭窄，滑膜与瘢痕增生

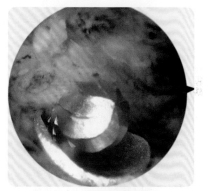

图 9-2-6　关节镜下刨削、
清理瘢痕组织

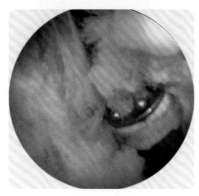

图 9-2-7　射频消融清理肩峰下
粘连束带

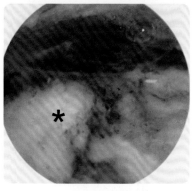

图 9-2-8　肩峰下探查发现肱骨
大结节骨折块（＊）移位

关节被动外展60°时，骨折块与肩峰发生撞击。

关节镜下行钢板螺钉取出术：使用骨膜剥离器沿钢板表面推开瘢痕组织，显露钢板和螺钉帽（图9-2-9），使用梅花改锥插入螺钉帽，将螺钉逐个取出后抽出钢板（图9-2-10）。

关节镜下将肱骨大结节骨折块撬拨复位，采用锚钉缝线桥技术固定骨折块，修复肩袖损伤（图9-2-11）。

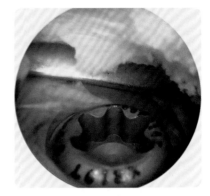

图 9-2-9　关节镜下推开瘢痕组织并显露螺钉帽

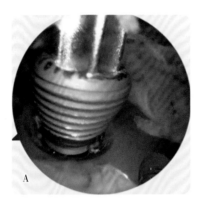
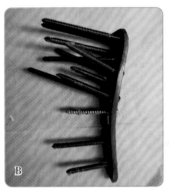

图 9-2-10　关节镜下取出钢板和螺钉
A. 使用梅花改锥插入螺钉帽；B. 完整取出的钢板、螺钉

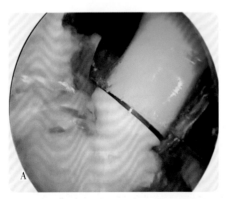
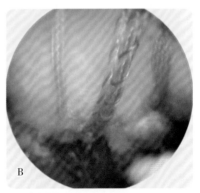

图 9-2-11　使用锚钉缝线桥技术固定骨折块和修复肩袖损伤
A. 拧入外排锚钉；B. 固定完成后

二、肱骨大结节骨折治疗方法的选择

肱骨大结节骨折轻微或无移位时绝大多数无须手术治疗。至于移位多少需要手术治疗，仍存在争议[1]。有学者[2]认为手术治疗存在异位骨化的并发症，如果骨折轻度移位

（≤ 5 mm）和中度移位（6 ~ 10 mm），可采取非手术治疗。临床研究发现，肩关节脱位合并肱骨大结节骨折有移位的风险，有学者认为移位＞ 3 mm 影响过顶活动，特别是年轻人，应选择手术治疗[3, 4]。肱骨大结节骨折移位超过 5 mm 畸形愈合可导致肩峰撞击征，影响肩关节运动功能[5]。

过去多采用开放手术，行肱骨近端骨折切开复位和内固定术。经胸大肌三角肌间入路和三角外侧入路，进行骨折空心螺钉、克氏针、钢板等固定技术。但是，如果骨折块小或粉碎性骨折，上述材料与方法难以达到准确复位和牢固固定的效果，还可能发生许多并发症，如空心螺钉固定术后骨质吸收、骨折移位（图 9-2-12）。

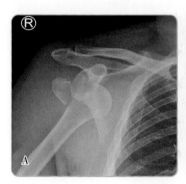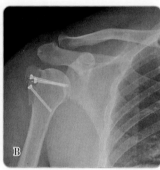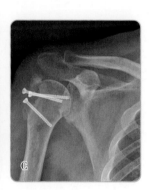

图 9-2-12　**右肩关节正位 X 线片**
A. 术前显示右肩关节脱位，肱骨大结节骨折移位；B. 术后显示骨折复位固定良好；
C. 术后 4 个月骨质吸收、骨折移位

有的术者处理肱骨大结节骨折采用钢板螺钉固定，不太关注肩袖损伤的修复与重建，企图通过钢板压迫肩袖附着的肱骨大结节骨折块来达到固定目的，往往因为钢板顶端过高、过长，与肩峰发生撞击（图 9-2-13）。虽然钢板螺钉固定术后由于肩袖组织的牵拉，仍然会发生肱骨大结节骨折块移位（图 9-2-14），此种病例屡见不鲜。因此，如果采用钢板螺钉固定骨折块，必须在缝合修复肩袖组织的基础上进行，否则骨折块术后移位导致手术失败（图 9-2-15）。

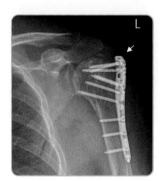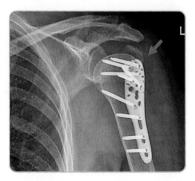

图 9-2-13　**左肩术后正位 X 线片**
显示钢板过高（箭头）　　图 9-2-14　**左肩术后 1 个月正位 X 线片显示冈上肌腱牵拉肱骨大结节骨折块移位（箭头）**

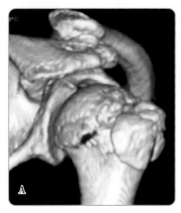 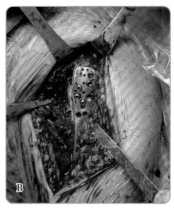

图 9-2-15　缝合固定肩袖组织后钢板固定肱骨大结节骨折

A. 术前 CT 三维重建显示肱骨外科颈骨折合并肱骨大结节骨折；

B. 术中肱骨上端锁定钢板固定，同时将肩袖缝合于钢板上（箭头）

　　缝合锚钉的出现为肱骨大结节骨折的治疗提供了新的选择。关节镜手术可修复重建移位较小的肱骨大结节骨折和肩袖损伤[6-8]。与开放手术相比，关节镜手术减少了肩关节内外瘢痕粘连的发生率，最大限度地减少了对肩关节功能的影响[9]。对于劈裂型肱骨大结节骨折，建议开放手术，使用钢板螺钉固定。

　　关节镜手术不适用骨块大的病例，肱骨大结节骨折块较大，手术操作空间较小，增加手术操作难度，有损伤腋神经的风险[10, 11]。肩峰边缘距离腋神经的距离平均为 6 cm[12]。

　　Huntleya 等[13]报道肱骨大结节骨折手术最常见的并发症是肩关节僵硬、疼痛和异位骨化，并发症发生率为 15.1%。开放手术的总并发症发生率为 22.6%（43/190），关节镜手术的并发症发生率为 7.3%（9/124）。

　　总之，关节镜手术具有软组织创伤小、术后感染和粘连风险低、出血量少、有利于早期功能锻炼的优点。因此，对于肱骨大结节撕脱、压缩和劈裂不同类型的骨折，术前应认真评估，优化治疗方案，以获得最佳疗效。

参考文献

[1] NEER C S. Displaced proximal humeral fractures：part I. classification and evaluation[J]. Clin Orthop，2006，442：77-82.

[2] MATTYASOVSZKY S G，BURKHART K J，AHLERS C，et al. Isolated fractures of the greater tuberosity of the proximal humerus，a long-term retrospective study of 30 patients[J]. Acta Orthopaedica，2011，82（6）：714-720.

[3] GEORGE M S. Fractures of the greater tuberosity of the humerus[J]. J Am Acad Orthop Surg，2007，15（10）：607-613.

[4] PARK T S，CHOI I Y，KIM Y H，et al. A new suggestion for the treatment of minimally displaced fractures of the greater tuberosity of the proximal humerus[J]. Bull Hosp Jt Dis，1997，56（3）：171-176.

[5] BONO C M，RENARD R，LEVINE R G，et al. Effect of displacement of fractures of the greater tuberosity on the mechanics of the shoulder[J]. J Bone Joint Surg（Br），2001，83（7）：1056-1062.

[6] JI J H，KIM W Y，RA K H. Arthroscopic double-row suture anchor fixation of minimally displaced greater tuberosity fractures[J]. Arthroscopy，2007，23（10）：1133-1134.

[7] JI J H，SHAFI M，SONG I S，et al. Arthroscopic fixation technique for comminuted displaced greater tuberosity fracture[J]. Arthroscopy，2011，26（5）：600-609.

[8] SONG H S，WILLIAMS G R. Arthroscopic reduction and fixation with suture-bridge technique for displaced or comminuted greater tuberosity fractures[J]. Arthroscopy，2008，24（8）：956-960.

[9] PARK S E，JEONG J J，PANCHAL K，et al. Arthroscopic-assisted plate fixation for displaced large-sized comminuted greater tuberosity fractures of proximal humerus：a novel surgical technique[J]. Knee Surg Sports Traumatol Arthrosc，2016，24（12）：3892-3898.

[10] BONO C M，GROSSMAN M G，HOCHWALD N，et al. Radial and axillary nerves.anatomic considerations for humeral fixation[J]. Clin Orthop Relat Res，2000，373（373）：259.

[11] GARDNER M J，BORAIAH S，HELFET D L，et al. The anterolateral acromial approach for fractures of the proximal humerus[J]. J Orthop Trauma，2008，22（2）：132-137.

[12] SAMART S，APIVATGAROON A，LAKCHAYAPAKORN K，et al. The correlation between acromion-axillary nerve distance and upper arm length；a cadaveric study[J]. J Med Assoc Thai，2014，97（Suppl 8）：S27-33.

[13] HUNTLEYA S R，LEHTONENA E J，ROBINA J X，et al. Outcomes of surgical fixation of greater tuberosity fractures：a systematic review[J]. Orthop Traumatol Surg Res，2020，106：1119-1126.

（黄长明　刘玉杰　王俊良）

第三节　关节镜辅助下微创手术修复胸大肌陈旧性损伤

　　胸大肌撕裂伤是一种少见的运动损伤。Patisser[1]在 1822 年首次报道了胸大肌撕裂伤。随着运动人群及健身爱好者的增多，胸大肌撕裂伤的报道逐渐增多[2, 3]。胸大肌撕裂伤通常发生在青年男性举重卧推运动或单双杠运动中，一般按软组织损伤保守治疗，有的采用开放手术治疗[4-6]。胸大肌撕裂伤常被忽略，一旦拖延成为陈旧性损伤，将会增加诊疗难度，影响疗效。笔者共收治陈旧性胸大肌撕裂伤 3 例患者，采用超声检查和磁共振成像进行诊断，在关节镜辅助下微创手术治疗，取得了良好疗效。

一、病情诊疗概述

患者男性，40岁，在卧推杠铃（90 kg）训练中突然发生左侧胸肩部剧烈疼痛伴撕裂声，随之左侧腋前襞皮下组织肿胀，前胸壁及上臂内侧皮下组织出现大面积瘀斑，急诊给予上肢内收内旋位悬吊固定，疼痛症状逐渐减轻，伤后5周腋前襞瘀斑逐渐消退（图9-3-1）。伤后8周门诊复查显示胸大肌收缩时胸前部鸡蛋样大小的包块隆起（图9-3-2）。胸大肌收缩时包块更加明显。

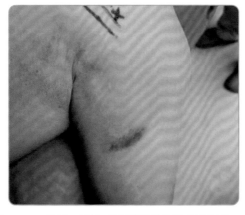

图9-3-1　伤后5周患侧上臂及前胸壁有陈旧性瘀斑

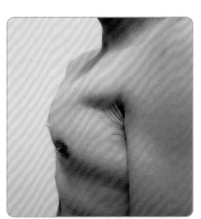

图9-3-2　左胸前部隆起

体格检查：双侧胸大肌不对称，患侧胸大肌与三角肌交界处有一深沟，患侧乳头下垂征阳性（图9-3-3）。局部触之有空虚感伴压痛。超声检查显示胸大肌撕裂断端回缩。MR梯度回波序列显示胸大肌局灶性积液，肌肉内高信号，提示胸大肌完全撕裂，肌腱断端回缩（图9-3-4），局部软组织水肿。完成常规检查，明确胸大肌撕裂的位置及肱骨干止点，测量肌肉、肌腱断端止点的距离与位置。

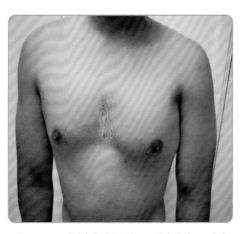

图9-3-3　左侧乳头下垂，两侧乳头不对称

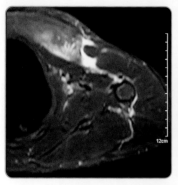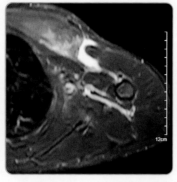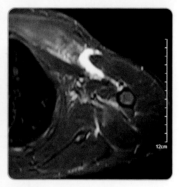

图 9-3-4　**术前 MRI 显示胸大肌肌腱断裂回缩**

二、关节镜辅助下微创修复胸大肌撕裂

采用全身麻醉，患者取沙滩椅位。术前标记肩关节体表解剖标志与手术入路（图 9-3-5），常规消毒，铺无菌巾。于腋前壁手术视野注入含有肾上腺素的生理盐水 60 ml 以便手术视野清晰。在腋前襞处皮下组织与胸大肌之间插入剥离子，分离手术操作工作腔隙，在关节镜监视下采用刨削刀、射频和等离子刀清理瘢痕组织。在关节镜辅助下找到胸大肌损伤残端，采用肩袖缝合枪缝合胸大肌撕裂残端（图 9-3-6），在缝线牵引下进一步探查，松解挛缩的胸大肌组织挛缩带，采用 2 号高强度缝合线锁边缝合胸大肌残端，使胸大肌撕裂残端接近肱骨近端附着处（图 9-3-7）。

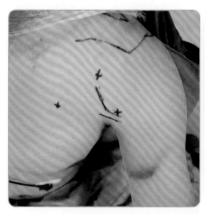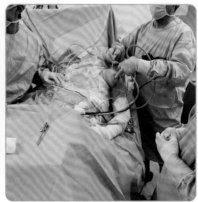

图 9-3-5　**手术体位与入路标记**

沿胸大肌三角肌间隙切开皮肤，分离、牵开头静脉和三角肌，在肱骨近端肱二头肌长头腱腱沟的附近新鲜化，将胸大肌肌腱残端的缝合线牵引至肱骨近端的止点（图 9-3-8，图 9-3-9）。采用 Footprint 骨锥在止点钻孔，将高强度缝合线穿过 Footprint 锚钉孔，将锚钉植入预制的骨孔内，残端与周围组织加强缝合（图 9-3-10），悬吊固定。

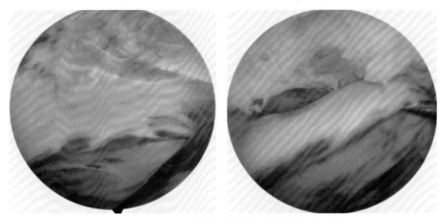

图 9-3-6　剥离和松解胸大肌断端

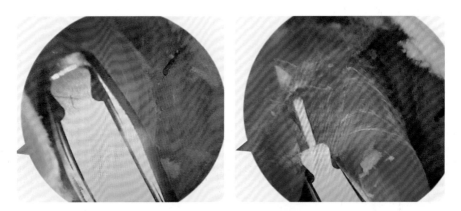

图 9-3-7　使用肩袖缝合枪缝合胸大肌残端

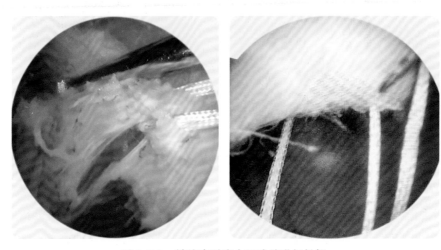

图 9-3-8　缝线牵引胸大肌残端进行松解

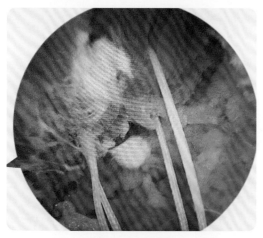

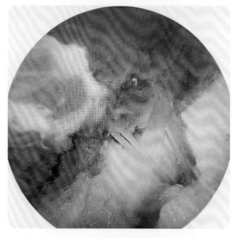

图 9-3-9　松解后胸大肌肌腱残端接近　　图 9-3-10　采用锚钉将胸大肌固定在
　　　　　肱骨近端附着处　　　　　　　　　　　　　　肱骨近端

　　患者无神经、血管损伤，无感染等并发症。术后按照康复计划进行肘关节、腕关节、肩关节功能锻炼，以免术后肩肘关节粘连。术后第 6 周被动进行上肢外展、前屈和后伸锻炼，术后第 8 周开始蛙泳训练，术后 3 个月肩关节功能完全恢复到伤前水平。术后 MRI 显示胸大肌肌腱固定位置及解剖形态良好（图 9-3-11）。

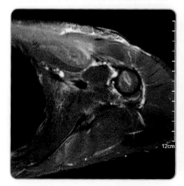
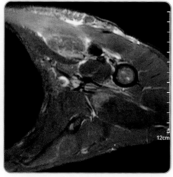
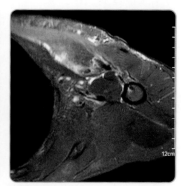

图 9-3-11　术后 MRI 显示胸大肌肌腱与肱骨近端固定良好

三、讨论

　　胸大肌分为锁骨头和胸骨头，两个头共同止于肱二头肌腱沟的外侧缘。胸大肌的主要功能是上臂内收、内旋。胸大肌损伤分为直接损伤和间接损伤，从起点到止点的任何部位均可发生损伤。直接损伤通常会导致肌腹撕裂伤，而间接损伤则会导致肱骨附着处或肌肉与肌腱连接处损伤。临床常以间接损伤导致肌腱及附着处撕裂最为常见，胸大肌锁骨与胸骨附着点及肌腹的损伤相对较少[7]。撕裂部位与年龄相关，年轻人容易在肌腱连接处撕裂，而年长者则通常在肌腱与骨骼的附着处断裂[8]。

胸大肌撕裂根据其损伤位置分为肌肉起点或肌腹撕裂、肌肉与肌腱连接处撕裂、肌腱内撕裂、肱骨止点撕裂和肱骨止点骨性撕脱[9]。根据撕裂的程度分为部分撕裂和完全撕裂。胸大肌撕裂伤早期的典型表现为疼痛、局部肿胀、肌力减弱和皮下大面积血肿。

保守治疗适合于高龄伴有内科疾病、不完全撕裂的患者。保守治疗患者虽然肌无力，但是可恢复肢体活动范围。Bodendorfer[4]等的研究显示，急性期修复疗效明显优于晚期，Thompson[10]等建议最好在受伤6周内进行修复手术。研究显示，延迟手术修复的疗效满意度和治疗结果仍优于非手术治疗者[10-12]，因此即使早期误诊或延误手术治疗的最佳时间，也建议尽量采取手术治疗。早期正确诊断和及时的手术治疗十分重要。评估胸大肌损伤的部位与挛缩程度对选择手术方式尤为重要。肌肉、肌腱挛缩严重者可选择阔筋膜和半腱肌腱等自体或异体肌腱进行修复、重建或加强固定术[10, 13]。

胸大肌撕裂由于可供修复的肌腱长度有限[13]，如果病程超过8周，肌肉、肌腱挛缩，瘢痕粘连，手术探查难以分辨撕裂的部位与断端。超声检查廉价、方便，术前常规采用超声检查，对断裂的诊断具有重要价值。但是，由于本损伤相对少见，即便是有经验的肌骨超声专家，有时对陈旧性损伤也才难以做出准确的诊断和评价。因此，超声主要用于损伤的初步检查，而对于手术患者的术前评估，则须依赖MRI[9]。MRI检查对胸大肌陈旧性撕裂损伤进行诊断和评估具有重要的价值，对判断胸大肌撕裂的具体位置、肌腱断端的情况和回缩程度，以及对手术治疗方案的制定具有重要意义。Lee等研究表明，MRI与超声检查相比，有助于更好地评估胸大肌损伤并排除其他病理改变。

我们对3例陈旧性胸大肌损伤挛缩的患者，术前采用MRI轴位成像技术，进一步明确了胸大肌撕裂的部位、严重程度和挛缩长度，经测量显示胸大肌断端距肱骨近端的止点距离为55~65 mm。我们对陈旧性胸大肌损伤挛缩者采用关节镜下手术探查，准确地确认撕裂部位，在关节镜下清晰地显示胸大肌撕裂的位置、范围以及肌腱断端回缩的程度，关节镜辅助下进行肌腱断端编织缝合，牵引预置缝线进行钝性剥离、松解挛缩组织，使肌腱断端达到肱骨近端止点，采用外排锚钉固定至肱骨止点，避免了开放手术。术后按照制定的康复方案进行功能康复训练，患者在术后3个月重返运动，取得了良好疗效。根据Bak的评价标准进行随访。优：无临床症状、活动范围正常、不影响美观、无肌力降低，能够重返体育运动；良：小于正常活动范围，没有美观方面的问题，肌力下降＜20%；中：活动范围有限制，不能重返体育活动，影响美观；差：持续疼痛，需要翻修手术。此3例病例临床结果评定为优。

综上所述，关节镜辅助下微创手术修复重建治疗陈旧性胸大肌撕裂伤，进一步拓展了关节镜技术在关节外的应用领域，取得了满意的临床疗效。

参考文献

[1] PATISSIER P. Traite des maladies des artisans[M]. Paris：The Classics of Medicine Library，1822：162-164.

[2] SAHOTA S，GIBBS D B，LAWTON C D，et al. Pectoralis major injuries in the National Football League [J]. Sports health，2020，12（2）：116-123.

[3] PEDRAZZINI A，BANCHI M，BERTONI N，et al. Pectoralis major tendon rupture in a weight lifter：a rare case [J]. Acta Biomedica：Atenei Parmensis，2017，88（1）：86-90.

[4] BODENDORFER B M，WANG D X，MCCORMICK B P，et al. Treatment of pectoralis major tendon tears：a systematic review and meta-analysis of repair timing and fixation methods [J]. Am J Sports Med，2020，48（13）：3376-3385.

[5] SEPHIEN A，ORR J，REMALEY D T. Pectoralis major tear in a 23-year-old woman while performing high-intensity interval training：a rare presentation[J]. BMJ case reports，2020，13（3）：e232649.

[6] CORDASCO F A，MAHONY G T，TSOURIS N，et al. Pectoralis major tendon tears：functional outcomes and return to sport in a consecutive series of 40 athletes [J]. J Shoulder Elbow Surg，2017，26（3）：458-463.

[7] ORVETS N D，BHALE R，BUDGE M D. Surgical management of pectoralis major tears of the sternal origin because of seat belt trauma：a report of 2 cases [J]. JBJS case connector，2021，11（3）.

[8] BERSON B L. Surgical repair of pectoralis major rupture in an athlete. case report of an unusual injury in a wrestler[J]. Am J Sports Med，1979，7（6）：348-351.

[9] LEE Y K，SKALSKI M R，WHITE E A，et al. US and MR imaging of pectoralis major injuries [J]. Radiographics，2017，37（1）：176-189.

[10] THOMPSON K，KWON Y，FLATOW E，et al. Everything pectoralis major：from repair to transfer [J]. Physic Sports Med，2020，48（1）：33-45.

[11] ABBAS M J，BUCKLEY P，SHAH S，et al. Simultaneous repair of bilateral pectoralis major tendons：a case report [J]. World J Orthop，2021，12（10）：802-810.

[12] CHOUDHARY M，SHAH N，ARSHAD M S，et al. The outcome of surgical management of chronic pectoralis major ruptures in weightlifters [J]. Acta Orthopaedica Belgica，2017，83（3）：433-437.

[13] LONG M，ENDERS T，TRASOLINI R，et al. Pectoralis major tendon reconstruction using semitendinosus allograft following rupture at the musculotendinous junction [J]. JSES Open Access，2019，3（4）：328-332.

（王俊良　刘玉杰）

本章小结

肩关节脱位容易造成肱骨大结节骨折。医生必须提高对肩关节脱位发生肱骨大结节骨折的警惕性和认识。医生接诊时必须详细询问病史，认真进行体格检查。治疗前及治疗后都要有影像学检查资料，并做好诊疗记录。不能不做影像学检查，单凭个人经验盲目进行肩关节手法复位，以免造成治疗失误。肱骨大结节粉碎性骨折要选择合适的内固定物，否则骨折固定失败。

肱骨大结节骨折采用关节镜手术具有软组织创伤小、术后感染和粘连风险低、出血量少、有利于早期功能锻炼的优点。对于肱骨大结节撕脱、压缩和劈裂不同类型的骨折，术前应认真评估，优化治疗方案，以获得最佳疗效。

胸大肌撕裂伤常被忽略，一旦拖延成为陈旧性损伤，将会增加诊疗难度。关节镜辅助下微创手术修复重建治疗陈旧性胸大肌撕裂伤，进一步拓宽了关节镜技术在关节外的应用领域，临床疗效满意。

第十章

肩关节游离体、米粒体与钙化性肌腱炎

本章导读

本章重点分析了肩关节钙化性肌腱炎术中没有找到病灶的原因，同时详细介绍了钙化性肌腱炎病理分期与肩关节疼痛间的关系、临床特点与诊断要点。对采用非手术治疗还是手术治疗进行了详细阐述，着重介绍了关节镜下肩关节钙化性肌腱炎的表现，镜下治疗的优点、难点与相关对策。

本章还介绍了肩关节游离体与米粒体诊断思路与误诊的原因，分析了米粒体形成的原因，肩关节米粒体与游离体间的差异，并指出肩关节镜下手术有助于明确诊断，滑膜清理、米粒体与游离体摘除是治疗的关键。

第一节　钙化性冈上肌腱炎
诊疗中的陷阱与对策

肩袖钙化性肌腱炎（calcific tendinitis of the rotator cuff）好发于 30 ～ 60 岁的女性人群，占肩关节疼痛原因的 5% ～ 40%。冈上肌腱约占 80%，冈下肌腱占 15%，肩胛下肌腱占 5%[1]。20% 的患者可能无临床症状，约 50% 的患者无明显诱因，其病因尚不清楚，可能与退变、创伤、缺氧、内分泌代谢紊乱等有关[2, 3]。由于羟基磷灰石 [Ca_{10}（PO_4）$_6$（OH）$_2$] 沉积，炎性刺激，发病为突发性、刀割样剧烈疼痛和肩关节活动受限[4]。肩袖钙化性肌腱炎的病理变化有多种学说，Uhthoff 等[4] 提出的反应性钙化理论得到普遍认可。肩袖钙化性肌腱炎分为 3 个阶段：钙化前期、钙化期、钙化后期。钙化期又分为形成期、休眠期和吸收期（即发作期），此期钙化灶吸收，巨噬细胞和多核巨细胞活跃，发生剧烈的炎症反应，疼痛最为剧烈。有的患者需要手术治疗，解除痛苦。但是，肩袖钙化性肌腱炎是自限性疾病，钙化病灶可自行吸收痊愈。因此，术前临床与影像学检查对判断、确认病灶情况和手术治疗定位是非常重要的环节，否则盲目手术将会造成病灶难以寻找的局面。

一、病情诊疗概述

患者女性，57 岁，不明原因夜间突然发生右肩关节阵发性剧烈疼痛 3 天，发作期间疼痛呈针刺样、刀割样，难以忍受，严重影响睡眠和生活质量。

体格检查：痛苦表情，右肩关节呈被动体位，抬肩活动受限（图 10-1-1）。右肩峰下前方拒绝触压检查，肩关节活动受限。

肩关节 X 线片显示右肩峰下片状高密度影（图 10-1-2），诊断为钙化性冈上肌腱炎，患者强烈要求住院手术，因为床位紧张，故先给予消炎

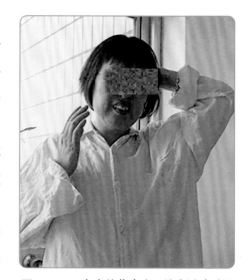

图 10-1-1　**右肩关节疼痛，抬肩活动受限**

镇痛药和理疗，等待入院治疗。患者无糖尿病、饮酒、过度运动和外伤史。

5周后患者入院，完善术前常规检查后，在全身麻醉下行关节镜探查术。术中反复探查肩峰下和盂肱关节间隙，均未发现钙化灶。术中采用X线透视检查也没有发现钙化灶。用射频等离子刀清理增生的炎性滑膜，冲洗关节腔，结束手术。术后当日拍摄肩关节X线片（图10-1-3），未发现就诊时肩关节的钙化病灶。

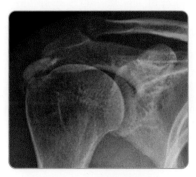 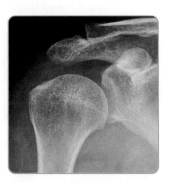

图 10-1-2　右肩关节 X 线片
显示肩峰下高密度影　　　　图 10-1-3　肩关节 X 线片显示
冈上肌腱钙化阴影完全消失

二、经验与教训

本例患者肩关节钙化性冈上肌腱炎，为什么术中没有找到病灶？我们应该汲取哪些教训？值得进一步深入探讨。患者自发病到手术间隔1个月之久，进行了一系列的保守治疗，钙化斑完全吸收是可能的。笔者曾经对一例钙化性肌腱炎（图10-1-4）患者进行保守治疗5周后，钙化灶吸收消失（图10-1-5）。文献报道，50.4%～70%的患者口服非甾体抗炎药、局部封闭、理疗等保守治疗，症状可以完全缓解[1]，说明钙化性冈上肌腱炎具有自限性。尽管就诊时X线检查证实诊断，但是在手术之前再进行一次影像学复查

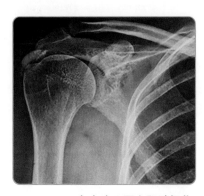 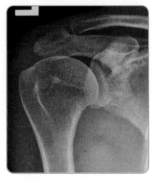

图 10-1-4　右肩峰下冈上肌腱钙化　　图 10-1-5　局部麻醉下针头
穿刺减压术后钙化斑消失

是十分必要的。

影像学检查对诊断与鉴别诊断具有重要价值。X线检查具有快捷、方便和价廉等优点，是肩袖钙化性肌腱炎的首选影像学检查方法。典型病例可见距离肩袖肌腱肱骨附着处 1.5 ~ 2 cm 的高密度钙化灶。Gärtner 和 Heyer[5] 提出根据 X 线影像学对钙化灶进行分型。Ⅰ型：钙化灶密度高且分界明显；Ⅱ型：钙化灶密度高但分界不明显，或者分界明显，但钙化灶密度低；Ⅲ型：钙化灶密度低且分界不明显，呈云雾状。CT 可以更加清晰地显示钙化灶，对钙化灶的定位准确，尤其可以明确发现易漏诊的肩胛下肌腱的钙化灶，应作为肩袖钙化性肌腱炎手术治疗或非手术治疗前的进一步检查方法。超声检查可以有效地探及钙化病灶，明确钙化灶的位置，观察钙化灶的体积、形状且无辐射，可用于孕妇等人群，但对检查者的经验和技术依赖性较高 [6]。MRI有助于鉴别诊断和发现肩袖伴随的损伤，但检查时间较长且费用较高。临床医生只有深刻掌握肩袖钙化性肌腱炎的流行病学、病理过程、辅助检查等基本知识，才能正确选择治疗方式及其手术治疗时机。

肩袖钙化性肌腱炎需要与肩袖损伤、肩峰下撞击综合征、颈椎病、肱二头肌腱炎、痛风性关节炎等疾病相鉴别，特别要同退行性或营养不良性钙化相鉴别，后两者的好发人群年龄大，病灶部位在腱 - 骨相连接处，不属于自限性疾病。吸收期钙化灶累及肩峰下滑囊、肱二头肌长头腱或肱骨大结节骨组织，也可累及肱二头肌腱短头等。

肩袖钙化性肌腱炎和肩袖损伤是否具有相关性，目前存在争议。有学者发现云雾状钙化灶和肩袖损伤有显著相关性，但无法通过钙化灶的部位或体积预测是否存在肩袖损伤。回顾性研究发现，肩袖钙化性肌腱炎组和肩痛对照组的肩袖损伤患病率无统计学差异，认为肩袖钙化性肌腱炎和肩袖损伤是两个不同的病理过程。

三、肩袖钙化性肌腱炎非手术治疗

肩袖钙化性肌腱炎优先采取保守治疗，包括制动、冰敷、物理治疗、使用非甾体抗炎药等。不少患者通过使用非甾体抗炎药治疗或封闭等保守治疗方法可以治愈。应用非甾体抗炎药作为首选治疗方式，可以有效地缓解大多数患者的肩痛症状。有创的非手术治疗适用于症状严重或迁延不愈的肩袖钙化性肌腱炎患者，其中肩峰下糖皮质激素注射（subacromial corticosteroid injection，SAI）费用较低、并发症少，是临床最常应用的治疗方式 [7]。de Witte 等 [8] 发现，73% 的肩袖钙化性肌腱炎患者经 SAI 治疗后钙化灶完全吸收，症状得以缓解。

体外冲击波治疗（extracorporeal shock wave therapy，ESWT）是一种物理治疗方法，可有效地促进肩袖钙化性肌腱炎的钙化灶碎裂、吸收，取得较好的临床疗效 [9]。低强度冲击波的能流密度（energy flux density，EFD）< 0.08 ~ 0.12 mJ/mm^2，而高强度冲击波的 EFD > 0.12 ~ 0.28 mJ/mm^2。Verstraelen 等[10] 发现高强度冲击波能够更有效地促进肩袖钙化性肌腱炎患者钙化灶吸收和缓解肩关节疼痛。最新的随机对照试验表明，ESWT 治疗肩袖钙化性肌腱炎的短期临床疗效比超声引导下经皮灌洗钙化性肌腱病（Ultasound-guided percutaneous irrigation of calcific tendinopathy，US-PICT）差，ESWT 治疗后肩痛仍持续存在的概率为 41%，残留症状者还需要 SAI、US-PICT 等手段干预[10]。但由于 ESWT 为无创的治疗手段，治疗时间短、费用低、易操作，是肩袖钙化性肌腱炎患者愿意首先尝试的治疗方法。

US-PICT 目前被认为是肩袖钙化性肌腱炎的一线治疗措施，能够有效地缓解疼痛，且几乎没有明显的并发症[11]。该技术在超声引导下使用注射器将 4 ml 0.9%NaCl 溶液注入钙化灶，随后将溶解钙盐物质的溶液抽吸出体外，重复多次，直至吸出体外的盐溶液不含钙化物质。研究表明，加热至 42℃的盐水比常温下盐水更能够有效溶解钙化灶[12]。有学者提出双针技术适用于硬性钙化灶，以求彻底粉碎钙化物质，而单针技术更适用于液态钙化灶。Lanza 等[13] 对 15 篇 US-PICT 治疗肩袖钙化性肌腱炎的相关文献进行系统综述，他们发现 US-PICT 是安全、有效的治疗措施，平均缓解 55% 的肩关节疼痛，并且只有 10% 的轻微并发症。研究表明，US-PICT 结合 SAI 可以提高肩袖钙化性肌腱炎的短期临床疗效。

在急性发作保守治疗无效的情况下，可以采用硬膜外针头反复穿刺并抽吸钙化病灶，以减压并释放钙化物质，可明显缓解患者的疼痛症状。Oudelaar 等[13] 曾对 431 例肩袖钙化性肌腱炎患者采用此方法治疗，并进行了 6 周的随访，发现 74% 的患者肩痛症状完全缓解，取得了良好疗效。笔者曾对发作时疼痛难忍，急性发作期保守治疗效果不佳的患者（图 10-1-4）采用肩峰下注射局部麻醉药，X 线透视下行针头穿刺钙化病灶减压术，患者症状得以缓解，取得了良好疗效。术后 X 线检查显示钙化斑消失（图 10-1-5）。

在钙化灶穿刺抽吸后辅以肩峰下滑囊注射糖皮质激素或富含血小板血浆（platelet rich plasma，PRP），可以有效地抑制钙化灶的炎症反应，促进肌腱愈合。研究表明，非甾体抗炎药（nonsteroidal antiinflammatory drugs，NSAIDs）辅以 SAI 可以早期缓解肩袖钙化性肌腱炎患者的疼痛症状，恢复肩关节功能，发生滑囊炎、肩关节周围炎等并发症的概率较低。

四、关节镜下手术病灶清理术治疗钙化性肌腱炎

随着关节镜技术的发展，关节镜下手术可以对病灶进行精准处理，同时可以探查和治疗肩袖损伤，清理滑膜炎，行肩峰成形术。对于经保守治疗症状无明显缓解者，可以

手术治疗。肩关节镜手术治疗肩袖钙化性肌腱炎是创伤小、恢复快、效果好的治疗手段，主要包括钙化灶清除术、肩峰下减压术以及伴随损伤的处理。术前 X 线检查用于确认钙化病灶的部位及分型，X 线分型Ⅲ型即钙化影呈现云雾状且密度低，说明此时为吸收期，应慎重考虑采取手术治疗[14]。CT、超声和 MRI 等检查应根据具体情况进行选择，可以帮助制定精准的手术方案。

关节镜下钙化灶清除术：从后方入路探查盂肱关节，可见冈上肌腱关节腔侧炎性刺激充血、水肿的草莓斑（图 10-1-6）。将针头刺入草莓斑，沿针芯穿入一根尼龙线，在肩峰下间隙探查，找到缝线即确定钙化灶的位置。用硬膜外针头刺破钙化灶囊壁，肩峰下间隙显示白色的钙化斑（图 10-1-7），针尖可带出石灰渣样钙化物（图 10-1-8），由于压力大，钙化物似火山爆发样涌出病灶。用射频等离子刀清理病灶及粘连带（图 10-1-9）。多数情况下无须修补肩袖，若肩袖全层撕裂且较大，可以边对边缝合破损的肩袖。根据肩峰形态和喙肩弓磨损情况决定是否行肩峰成形术。术后制动 3 ~ 4 周后进行功能练习。

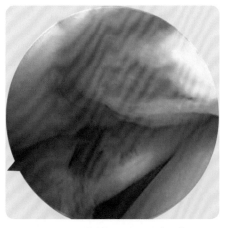

图 10-1-6　关节镜下显示盂肱关节间隙冈上肌腱充血、水肿的草莓斑

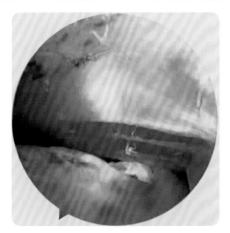

图 10-1-7　肩峰下间隙探查发现白色的钙化病灶

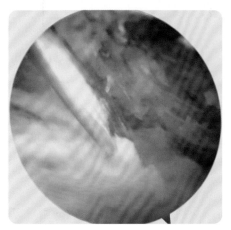

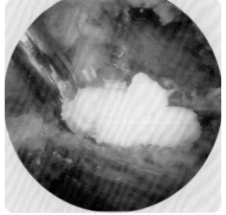

图 10-1-8　穿刺针刺入钙化病灶，石灰渣样钙化物涌出

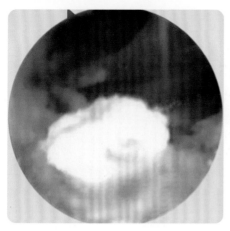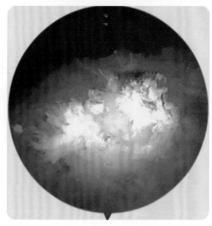

图 10-1-9　清理冈上肌腱钙化物

五、钙化性肌腱炎并非都发生在冈上肌腱

钙化性肌腱炎并非都发生在冈上肌腱，冈上肌腱约占 80%，冈下肌腱占 15%，肩胛下肌腱占 5%[1]。有时候单纯的前后位 X 线片（图 10-1-10）难以准确定位钙化病灶的位置，定位不明确将影响精准治疗病灶。因此，进行 CT 检查（图 10-1-11）或 CT 三维重建（图 10-1-12），对于准确定位具有重要的参考价值。

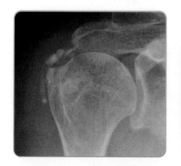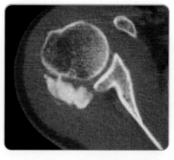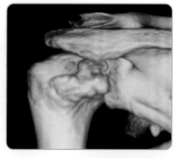

图 10-1-10　肩关节前后位 X 线片显示肩关节钙化斑　　图 10-1-11　CT 检查显示钙化病灶位于冈下肌　　图 10-1-12　CT 三维重建显示冈下肌内大块高密度钙化斑块

钙化性肌腱炎累及肱骨大结节骨质占 9% ~ 34%，表现为椭圆形骨质密度降低区（图 10-1-13）。MRI 显示钙化累及肱骨头骨质（图 10-1-14），关节镜下清理、刮除病灶后显示肱骨头病灶（图 10-1-15），腔隙内可以植骨或采用羟基磷灰石充填骨缺损处（图 10-1-16）。术前要注意与撕脱性骨折相鉴别。撕脱性骨折高密度区较小，边缘清晰、锐利，肱骨骨质边缘不连续，能找到骨折块的缺如区，短期内检查骨折处有水肿信号出现（图 10-1-17）。随着关节镜技术的发展，肩关节镜手术可以对病灶进行精准处理，同时可以

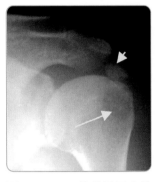

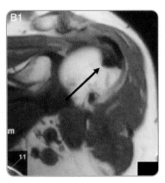

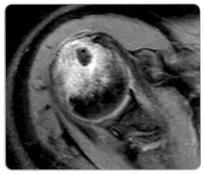

图 10-1-13　X 线片显示肩峰下钙化斑（短箭头），肱骨大结节骨质密度减低区（长箭头）

图 10-1-14　MRI 显示钙化累及肱骨大结节冈上肌腱附着点

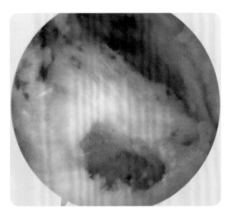

图 10-1-15　关节镜下刮除病灶，显示肱骨大结节空腔

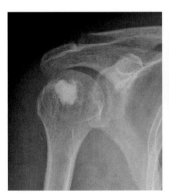

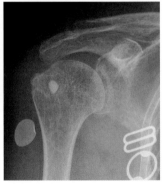

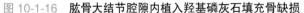

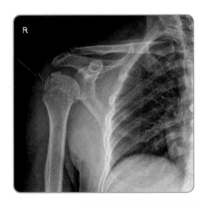

图 10-1-16　肱骨大结节腔隙内植入羟基磷灰石填充骨缺损

图 10-1-17　肱骨大结节撕脱性骨折

探查和治疗肩袖损伤，清理滑膜炎以及行肩峰成形术。研究表明，肩袖钙化性肌腱炎可能造成滑囊炎、肩袖损伤、骨化性肌炎、肩峰撞击征等并发症。只有在其他治疗措施无效的情况下，才采用关节镜手术治疗肩袖钙化性肌腱炎。

参考文献

[1] COCCO G, RICCI V, BOCCATONDA A, et al. Migration of calcium deposit over the biceps brachii muscle, a rare complication of calcific tendinopathy: Ultrasound image and treatment[J]. J Ultrasound, 2018, 21(4): 351-354.

[2] MESSINA C, BANFI G, ORLANDI D, et al. Ultrasound-guided interventional procedures around the shoulder [J]. Br J Radiol, 2016, 89 (1057): 20150372.

[3] ORLANDI D, MAURI G, LACELLI F, et al. Rotator cuff calcific tendinopathy: randomized comparison of US-guided percutaneous treatments by using one or two needles[J]. Radiology, 2017, 285 (2): 518-527.

[4] UHTHOFF H K, SARKAR K. Calcifying tendinitis[J]. Baillieres Clin Rheumatol, 1989, 3 (3): 567-581.

[5] GARTNER J, HEYER A. Calcific tendinitis of the shoulder[J]. Orthopade, 1995, 24 (3): 284-302.

[6] KAMAWAL Y, STEINERT A F, HOLZAPFEL B M, et al. Case report - calcification of the medial collateral ligament of the knee with simultaneous calcifying tendinitis of the rotator cuff [J]. BMC Musculoskelet Disord, 2016, 17 (1): 283.

[7] NÖRENBERG DOMINIK, EBERSBERGER HANS U, WALTER T, et al. Diagnosis of calcific tendonitis of the rotator cuff by using susceptibility-weighted MR imaging [J]. Radiology, 2016, 278 (2): 475-484.

[8] DE WITTE P B, KOLK A, OVERES F, et al. Rotator cuff calcific tendinitis: ultrasound-guided needling and lavage versus subacromial corticosteroids: five-year outcomes of a randomized controlled trial[J]. Am J Sports Med, 2017, 45 (14): 3305-3314.

[9] ARIRACHAKARAN A, BOONARD M, YAMAPHAI S, et al. Extracorporeal shock wave therapy, ultrasound-guided percutaneous lavage, corticosteroid injection and combined treatment for the treatment of rotator cuff calcific tendinopathy: a network meta-analysis of RCTs [J]. Eur J Orthop Surg Traumatol, 2017, 27 (3): 381-390.

[10] VERSTRAELEN F, VERHAGEN S, GIESBERTS A, et al. Needle aspiration of calcific deposits versus shock wave therapy for conservative therapy resistant calcifying tendinitis of the shoulder: protocol of a randomized, controlled trial [J]. BMC Musculoskelet Disord, 2022, 23 (1): 308.

[11] LOUWERENS J K G, SIEREVELT I N, KRAMER E T, et al. Comparing ultrasound-guided needling combined with a subacromial corticosteroid injection versus high-energy extracorporeal shockwave therapy for calcific tendinitis of the rotator cuff: a randomized controlled trial [J]. Arthroscopy, 2020, 36 (7): 1823-1833 e1.

[12] SCONFIENZA L M, VIGANO S, MARTINI C, et al. Double-needle ultrasound-guided percutaneous treatment of rotator cuff calcific tendinitis: tips & tricks [J]. Skeletal Radiol, 2013, 42 (1): 19-24.

[13] OUDELAAR B W, SCHEPERS-BOK R, OOMS E M, et al. Needle aspiration of calcific deposits (NACD) for calcific tendinitis is safe and effective: six months follow-up of clinical results and complications in a series of 431 patients[J]. Eur J Radiol, 2016, 85 (4): 689-694.

[14] 魏均强, 蔡谞, 刘玉杰, 等. 钙化性冈上肌腱炎的关节外微创清理和治疗 [J]. 中国矫形外科杂志, 2008, 2008 (7): 501-503.

（刘玉杰　周敬滨　李海鹏）

第二节　肩关节游离体与米粒体的
诊疗误区与对策

一、病情诊疗概述

　　患者男性，62岁，退休工人。右肩关节巨大包块6年余，逐渐增大4个月。每当劳作及活动较多后，患者右肩关节疼痛加重，包块逐渐增大，经过几天休息后包块会逐渐变小、变软，疼痛症状减轻。右肩关节无交锁，无明显功能障碍。否认外伤史，无发热、盗汗、体重减轻等症状。患者曾在多家医院就诊，诊断为"脂肪瘤"和"肩关节肿瘤性质待查"。

　　体格检查：右肩关节前方包块隆起，似鸭蛋样大小（图10-2-1），皮肤无红肿，毛细血管无怒张，局部皮温不高，无明确固定压痛点。触诊质地柔软，有波动感，肿块不随肩关节活动和体位变化而改变。肩关节外展、上举及旋后活动轻度受限，上肢各组肌力无明显异常。

　　右肩关节X线片和CT检查未见明显异常。超声检查显示肩峰下及三角肌下滑囊扩张，囊内透声性较差，滑膜组织增生，呈絮状和粟粒样回声（图10-2-2）。右肩袖有部分损伤（图10-2-3）。MRI显示肩关节前方关节囊、三角肌下和肩峰下滑囊内有石榴籽样低信号（图10-2-4）。

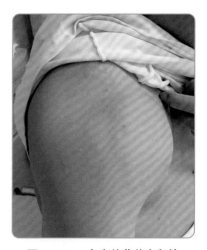

图10-2-1　右肩关节前方包块

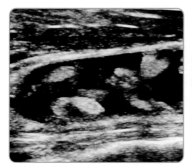
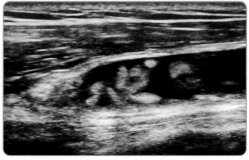

图10-2-2　右肩关节超声检查显示肩峰下和三角肌下滑囊米粒体

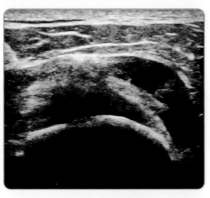
图 10-2-3　右肩关节超声显示肩袖损伤

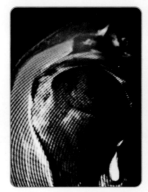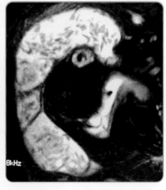
图 10-2-4　MRI 显示肩关节三角肌下滑囊内为高信号，内含有石榴籽样低信号

　　全身麻醉下行右肩关节镜探查，显示盂肱关节软骨面轻度退变，肩峰下肩袖组织磨损。肩峰下滑囊内（图 10-2-5）和三角肌下滑囊滑膜组织增生，内有大米粒样颗粒（图 10-2-6）。肩关节腔腋囊处有石榴籽样的颗粒状米粒体（图 10-2-7）。通过关节镜套管，负压吸引吸出小直径的米粒体，使用髓核钳抓出大块的米粒体，术后过滤出大量的米粒体（图 10-2-8）。

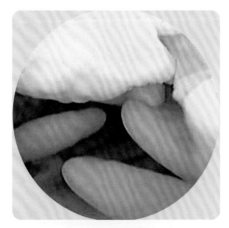
图 10-2-5　关节镜探查显示肩峰下不规则的大米粒样颗粒

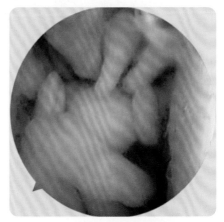
图 10-2-6　肩关节腔滑囊处滑膜组织增生，内有米粒体

二、肩关节米粒体诊断思路

　　肩关节米粒体容易被误诊为肿瘤。对于肩关节周围的包块，首先必须要除外肿瘤，是良性还是恶性，是来源于关节内还是关节外，是骨组织还是软组织，或是滑膜组织。一般多诊断为脂肪瘤，关节穿刺对诊断和鉴别诊断具有参考意义。如果包块质地柔软，穿刺抽不出液体，脂肪瘤的可能性较大。如果穿刺液抽出为淡黄色液体（图 10-2-9），

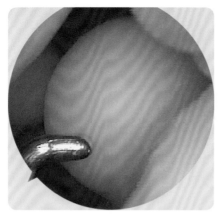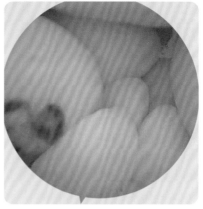

图 10-2-7　肩关节腔内有光滑、规则的石榴籽样米粒体

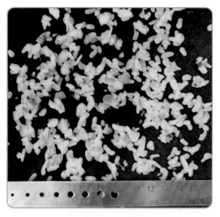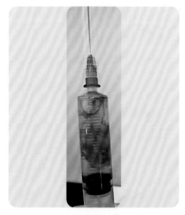

图 10-2-8　关节镜手术取出来的米粒体　　　图 10-2-9　肩关节滑膜炎穿刺
　　　　　　　　　　　　　　　　　　　　　　抽出的淡黄色液体

多是渗出液，以滑膜炎为主。常见的滑膜炎有风湿或类风湿性滑膜炎、骨关节创伤性滑膜炎、痛风性滑膜炎。如果抽出鲜红色血性液体，应注意询问患者有无受伤史，是否在应用抗凝血药（图 10-2-10），有无血友病史。如关节液为咖啡色液体，要注意色素沉着绒毛结节性滑膜炎。

　　肩关节米粒体与滑膜炎反复发作、反复渗出有关[1]。渗出液内含有丰富的蛋白和脱落的软骨碎屑，就像滚雪球一样逐渐形成米粒样颗粒，即米粒体。米粒体直径一般为 2 ~ 10 mm，可能由纤维蛋白、胶原、网蛋白、弹性蛋白组成[2]。笔者发现，肩关节腔内的米粒体光滑（图 10-2-11），可能与肩关节肱骨头的活动摩擦有关。由于米粒体是非钙化

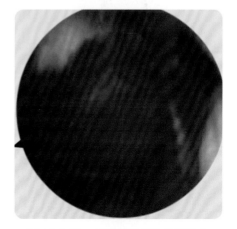

图 10-2-10　关节腔抽出血性液体为
应用抗凝血药所致

的颗粒，X线片、CT影像学检查往往不会显影，超声与MRI检查对诊断和鉴别诊断具有重要的参考价值。肩关节滑膜软骨瘤病与滑膜炎米粒体有许多相似之处，肩关节包块可触及摩擦感（图10-2-12）。肩关节内滑膜软骨瘤病形成的游离体，X线片和CT检查能清晰地显示游离体的所在部位与形态（图10-2-13）。通过关节镜探查，可显示和取出肩关节腔内的游离体（图10-2-14，图10-2-15）。关节镜下米粒体取出和滑膜切除是减少复发的关键[3]。

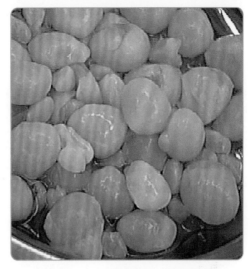

图 10-2-11　**肩关节腔内的米粒体**

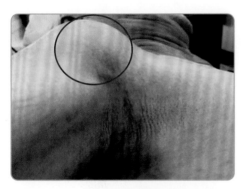

图 10-2-12　**右肩关节滑膜软骨瘤病包块可触及摩擦感**

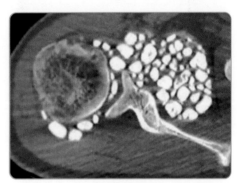

图 10-2-13　**CT 检查显示肩关节腔滑膜软骨瘤病游离体**

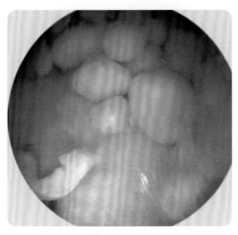

图 10-2-14　**肩关节镜下显示大量游离体**

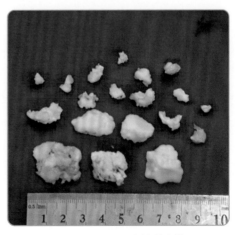

图 10-2-15　**取出的游离体**

参考文献

[1] EDISON M N，CARAM A，FLORES M，et al . Rice body formation within a periarticular shoulder mass[J]. Cureus，2016，8（8）：e718.

[2] TAN C H A，RAI S B，CHANDY J. MRI appearances of multiple rice body formation in chronic subacromial and subdeltoid bursitis，in association with synovial chondromatosis[J]. Clin Radiol，2004，59（8）：753-757.

[3] GRIFFITH J F，PEH W C G，EVANS N S，et al. Multiple rice body formation in chronic subacromial/ subdeltoid bursitis：MR appearances[J]. Clin Radiol，1996，51（7）：511-514.

（刘玉杰　李春宝）

本章小结

　　不少肩关节钙化性肌腱炎患者采取口服非甾体抗炎药、局部封闭、理疗等保守治疗措施，症状完全可以缓解。如就诊与手术时间＞2～4周者，在手术前一日一定要再常规复查一次X线片和CT检查，以便了解钙化病灶是否还存在、大小和位置，防止术中探查阴性的尴尬局面。在急性发作保守治疗不能奏效的情况下，可以选择X线透视下行肩峰下注射局麻药后，采用硬膜外针头穿刺钙化病灶减压，疼痛症状明显得以缓解。关节镜下手术可以对病灶进行精准处理，同时可以通过肩峰成形术修补损伤的肩袖，治疗更确切。

　　肩关节米粒体容易被误诊为脂肪瘤。X线片往往不会显影，关节穿刺、超声与磁共振检查对诊断和鉴别诊断具有重要参考价值。关节镜下米粒体取出和滑膜切除是减少复发的关键。